Lisa Holtmeier

Wortmedizin

Lisa Holtmeier

WORT MEDIZIN

Ungesunde Kommunikationsmuster durchbrechen und die mentale Gesundheit stärken

BELTZ

FSC
www.fsc.org
MIX
Papier | Fördert gute Waldnutzung
FSC® C089473

Dieses Buch ist erhältlich als:
ISBN 978-3-407-86887-9 Print
ISBN 978-3-407-86888-6 E-Book (EPUB)

1. Auflage 2025

Werderstraße 10, 69469 Weinheim
service@beltz.de

Lektorat: Bettina Brinkmann, Miriam Buchmann
Umschlaggestaltung: FAVORITBUERO, München
Bildnachweis: anjajahn.com
Herstellung: Sarah Veith
Satz: Publikations Atelier, Weiterstadt
Layout: Rooda Lee
Druck und Bindung: Beltz Grafische Betriebe, Bad Langensalza
Beltz Grafische Betriebe ist ein Unternehmen mit finanziellem Klimabeitrag (ID 15985-2104-1001)
Printed in Germany

Weitere Informationen zu unseren Autor:innen und Titeln finden Sie unter: www.beltz.de

Inhalt

Vorwort von Dr. Alexander Kugelstadt

Unsere moderne Spitzenmedizin ist eine große Errungenschaft. Wenn Sie mit einem konkreten, gesundheitlichen Problem, wie einem krampfartigen Flankenschmerz, plötzlichem Magenstechen oder Herzrasen, ins Krankenhaus kommen, kann Ihnen womöglich sehr gezielt geholfen werden. Dabei muss jedoch eine Bedingung erfüllt sein: Ihre Erkrankung weist eine »Pathophysiologie« auf. Das heißt, eine konkrete krankhafte Veränderung der Körperfunktionen beschert Ihnen den Leidensdruck: Ein Stein verstopft den Harnleiter. Ein Bakterium hat sich im Magen angesiedelt. Die elektrischen Ströme am Herzmuskel spielen verrückt. Hier kann heute alles von der Organfunktionsweise bis hin zur letzten Zelle und sogar bis zum letzten Molekül verstanden und teils medizinisch beeinflusst werden – zum Glück! Niemand würde in solch einer Situation die erlösenden und schonenden Methoden missen wollen, die eine Notaufnahme für Fälle dieser Art bereithält.

Die heutige, zielgenaue Medizin ist vordenkenden Ärzten zuzuschreiben, die den antiken Überzeugungen von Krankheit und Gesundheit nicht länger gefolgt sind. Die vom griechischen Arzt Galen gegründete Säfte- und Temperamentslehre, die als Auslöser von Erkrankungen ein Ungleichgewicht der Körpersäfte sah, hatte sich über Hunderte von Jahren gehalten und als ganzheitlich gegolten, weil der Organismus zwar auf eine falsche Weise, aber als Einheit gesehen wurde, der ein Gleichgewicht anstrebt.

Doch es gab einen Wendepunkt: In der zweiten Hälfte des 19. Jahrhunderts beschrieb der Wiener Arzt Carl von Rokitansky nach Zigtausenden durchgeführten Obduktionen von Toten, dass Symptome direkt und konkret mit einer dahinterliegenden, erkennbaren Störung eines Organs zu tun haben. So wurde das möglich, was wir heute als »Diagnose« verstehen. Vom Symptom zur Diagnose, vom Krampf an der Körperseite zur Nierenkolik, vom Bauchschmerz zum Magengeschwür, vom Flattern in der Brust zur Herzrhythmusstörung.

Die Fachwelt war so begeistert und die Medizin wurde so treffsicher, dass sie sich Schritt für Schritt zu unserer heutigen Spitzenmedizin entwickelte. Die Beziehung zwischen Patient und Arzt geriet aus dem Fokus und wurde den Philosophen und Geistlichen überlassen, die Seele wurde als vom Körper völlig getrennt definiert und im gesellschaftlichen Verständnis entkoppelt. In die Schablonen einer hochspezifischen und naturwissenschaftlichen Medizin schien sie nicht hineinzupassen, es entstand die heutige »Organmedizin«.

Auf dem Buch, das Sie in Ihren Händen halten, steht aber »Wortmedizin« und nicht »Organmedizin«. Und das freut mich sehr. Denn die Organmedizin muss dringend um mehr Wissen über die Heilsamkeit gelingender Beziehung und Kommunikation ergänzt werden. Der Grund ist einfach: Vielen Erkrankungen liegt gar keine Pathophysiologie zugrunde – »organisch alles okay«! Wenn man eine gemeinsame Ursache für all diese nicht organischen Beschwerden finden wollte, so käme man schnell auf »Schwierigkeiten in der Gestaltung befriedigender Beziehungen« – unter diesem Phänomen leiden sehr viele psychosomatisch Erkrankte.

Ab etwa 1900 begann, ebenfalls in Wien, die »Gegenbewegung« zur sich stetig verbessernden Organmedizin durch die Beobachtungen des Neurologen Sigmund Freuds, der die Wirksamkeit des Sprechens und Zuhörens verstand. Er entwickelte die erste moderne Psychotherapiemethode, die Psychoanalyse, bei der die Beziehung zwischen Patient und Arzt in den Mittelpunkt gestellt wird. Er hörte den Worten seiner Patienten zu, anstatt schnell Ratschläge zu geben. Freud erkannte, dass früh erworbene unbewusste emotionale Muster und innere Motive uns steuern, ohne dass wir davon etwas mitbekommen. Klischeehaft gesprochen: Wir neigen dazu, andere zu behandeln, wie Mutter oder Vater uns behandelt haben, oder bringen andere dazu, uns wieder auf eine Weise zu sehen, wie frühe Bezugspersonen es taten. Jede Kommunikation hier und jetzt enthält Anteile aus früheren erlernten Kommunikationsmustern, für die wir selbst blinde Flecken haben. Das kann problematisch sein!

Aus der Psychoanalyse entwickelte sich die psychosomatische Medizin, in der Konzepte entworfen wurden, wie unser unbewusstes Denken und Handeln sich auf die körperliche Gesundheit auswirkt. Der Arzt Max Schur beschrieb 1955, dass die Psyche bei Spannungen oder Konflikten, die unlösbar erscheinen, versuchen würde, schwer aushaltbare Emotionen seelisch zu verdrängen. Gelinge dies nicht, da die Psyche überlastet ist, finde die zweite Verdrängung ins Körperliche statt mit dem Ergebnis psychosomatischer Beschwerden, wie Schwindel, Schmerzen, Herzrasen, Durchfall und viele andere mehr.

Hier wird an einem 70 Jahre alten Konzept bereits deutlich, dass unsere gelingende oder nicht gelingende Auseinandersetzung mit der Umwelt direkt mit unserem seelischen, aber auch körperlichen Wohlbefinden und unserer Gesundheit zu tun hat. All dies wurde durch diverse weitere Konzepte, wie vor allem das biopsychosoziale Modell, weiter verdeutlicht. Es versteht Gesundheit nicht mehr nur rein biologisch-organisch, sondern immer auch als psychischen und sozialen Vorgang. Die moderne Neurobiologie und Psychoneuroimmunologie bestätigen dies.

Die Psychotherapie als »Sprechende Medizin« hat sich bis heute stark weiterentwickelt, ihre Wirksamkeit wird vielfach wissenschaftlich bestätigt. Der Arzt Michael Balint führte in den 1950er-Jahren Gesprächskreise unter Ärzten ein, die die Beziehungen zu ihren Patienten reflektierten und viel mehr die Wirkung und heilsame (oder schädliche) Kraft der gemeinsamen Interaktion und

Beziehungsgestaltung in den Fokus der Behandlung rückten, was heute zunehmend auch immer mehr moderne Ärzt:innen tun.

Dennoch bleibt eine große Lücke: die Prävention! Wie in der Organmedizin kommt auch in der psychosomatischen Medizin und Psychotherapie die Vorsorge viel zu kurz. Was kann jeder für sich tun, um die gesundheitsfördernden Aspekte guter Kommunikation und guter Beziehungen zu nutzen? Ich bin sicher, Lisa Holtmeier kann und will diese Lücke schließen – und ihr Buch »Wortmedizin« wird einen großen Beitrag dazu leisten.

Wortmedizin ist aus meiner Sicht die Pflege der eigenen Kommunikation, der Beziehungen und der Seele überhaupt, sodass sie auch anstrengende Phasen überstehen kann. Dabei geht es um die Stärkung kommunikativer Kompetenzen, die wir bei psychisch und psychosomatisch Erkrankten immer wieder als bearbeitungsbedürftig sehen: Beziehungen eingehen, aufrechterhalten und lösen können, Kommunikation nach außen und innen führen können, die Selbstwahrnehmung und Wahrnehmung durch andere fördern sowie das gesunde Setzen von Grenzen lernen und üben.

Die Beschäftigung mit diesen Themen funktioniert nicht aus der Pflicht heraus, sie muss Spaß machen, neugierig machen und überzeugen. Niemand könnte es so motivierend, positiv und lebensnah vermitteln wie Lisa Holtmeier. Und vor allem spüre ich an jedem Satz, dass sie es ernst meint und dass sie bereit ist, ausdauernd für eine bessere Kommunikation und gegen unser aller blinden Flecke zu kämpfen.

Dr. Alexander Kugelstadt, Facharzt für Psychosomatische Medizin und Psychotherapie, Psychoanalyse und Autor von »Dann ist das wohl psychosomatisch!«

Vorwort von Lisa Holtmeier

Seit Mitte der 90er-Jahre ist bekannt, dass wir in einer VUCA-Welt leben und dadurch täglich negativem Stress ausgesetzt sind.[1] Die Abkürzung VUCA steht für »Volatility, Uncertainty, Complexity and Ambiguity« (Flüchtigkeit, Unsicherheit, Komplexität und Mehrdeutigkeit). Unser VUCA-Alltag erhöht das Risiko für mentale und körperliche Erkrankungen, wie Schlaganfälle, Herzinfarkte, Diabetes, Neurodermitis, Burn-out, Depressionen, Angststörungen, Magengeschwüre, Kopfschmerzen und Schlafstörungen, um nur ein paar Auswirkungen zu nennen. Das Immunsystem leidet unter der »Dauerbefeuerung« und die krankheitsbedingten Fehlzeiten an den Arbeitsplätzen steigen. Das sind alles keine neuen Erkenntnisse. Neu allerdings ist die Feststellung, dass wir einen der größten Stressoren gar nicht als solchen erkennen: unsere alltägliche Kommunikation oder fehlende Kommunikation.

Es ist Zeit, diesem Thema viel mehr Aufmerksamkeit zu schenken und aufzuklären. Zu oft heißt es noch, dass jemand zu empfindlich oder zu sensibel sei. Dabei gibt es eindeutige, wissenschaftlich nachgewiesene Zusammenhänge zwischen der Kommunikation und der psychischen und physischen Gesundheit. Toxische Sprachmuster, denen wir alle im Alltag ausgesetzt sind und die wir auch selbst unbewusst anwenden, schaden uns oft erheblich. Um das zu vermeiden, genügen oft einfache und alltagsnahe Kommunikationslösungen, um unsere Gesundheit nachhaltig zu schützen und zu fördern.

Anhand von 20 alltagsnahen Geschichten und Praxisbeispielen deckt dieses Buch krank machende Kommunikationsmuster auf, die uns im Alltag begegnen. Durch Beispieldialoge erfahren Sie, was in unserer Kommunikation in der Familie, im Freundeskreis oder im Kollegium schiefläuft und wie wir es besser machen können. Nach jeder Geschichte werden die Kommunikationssituationen genau unter die Lupe genommen und analysiert. Warum genau ist diese Situation gesundheitsschädlich und was passiert in unserem Körper, wenn wir dieser Situation ausgesetzt sind?

Mithilfe neuester Erkenntnisse aus der Forschung wird es Ihnen zukünftig gelingen, ungesunde Kommunikationssituationen in Ihrem Alltag genau zu entschlüsseln, sie gut zu verarbeiten und wohltuende Veränderungen in den alltäglichen Kommunikationssituationen zu spüren. Schluss mit Sprachlosigkeit, endlosem Grübeln und Grenzüberschreitungen. Es ist mir wichtig, Ihnen nicht nur wertvolle Tipps für die Dialoge mit anderen Menschen an die Hand zu geben, sondern auch für Ihre inneren Dialoge. Denn möglicherweise sprechen Sie auch mit sich selbst nicht ganz so gesund.

Am Ende jeden Kapitels erhalten Sie entsprechende Wortmedizin. Sie erfahren, wie Sie zukünftig mit ungesunden Situationen umgehen können, und erhalten viele gesunde Sprachmuster und nützliche Kommunikationstipps.

Betrachten Sie dieses Buch als eine große Wort-Apotheke mit einem vielfältigen Angebot. Sie dürfen frei wählen, was für Sie passt und sich stimmig anfühlt.

Ich danke Ihnen von Herzen, dass Sie sich für dieses Buch entschieden haben, denn damit tragen Sie einen Teil dazu bei, dass wir uns in unserer Gesellschaft (trotz VUCA-Stress) gesünder begegnen. Es ist mir ein sehr großes Anliegen, dass wir achtsam mit unseren Worten umgehen und uns selbst helfen können, wenn wir ungesunder Kommunikation ausgesetzt sind.

Ganz nach meinem Motto: »Worte säen, Gesundheit ernten!«

Viel Freude beim Lesen.

Ihre Lisa Holtmeier

1

»Ich würde Sie gerne in meinem Büro sprechen!« Informationsdefizite

Britta[1] arbeitet als Bürokauffrau in einem Autohaus unweit ihres Wohnhauses. Jeden Morgen fährt sie mit dem Fahrrad zur Arbeit. Unter den Kolleginnen und Kollegen ist Britta beliebt. Sie wird für ihre zuverlässige, sorgfältige und zuvorkommende Art und Weise geschätzt.

So wie jeden Morgen betritt Britta auch heute das Autohaus. Es riecht gewohnt nach Kautschuk und Kaffee. Sie begrüßt alle herzlich und geht in ihr Büro. Als sie gerade ihr E-Mail-Programm öffnet, stürmt ihre Vorgesetzte, Frau Ikudo, zur Tür herein. Britta erschrickt ein wenig und zuckt merklich zusammen.

»Guten Morgen, Frau Lippmann. Ich möchte Sie gar nicht lange von Ihrer Arbeit abhalten. Ich wollte nur kurz Bescheid geben, dass ich Sie nächste Woche Dienstag um 10:00 Uhr gerne sprechen möchte. Den Termin habe ich bereits in Ihrem Kalender vermerkt! Frohes Schaffen und einen schönen Tag für Sie.« So schnell wie Frau Ikudo da war, so schnell war sie auch wieder weg. Brittas Herz klopft, nein, es rast. Sie hat schwitzige Hände und sitzt noch ein paar Sekunden regungslos da. Viele Gedanken jagen ihr durch den Kopf. »Was ist passiert?«, »Habe ich etwas falsch gemacht?«, »Wird mir gekündigt?«, »Habe ich jemandem unrecht getan?«

Die Tage vergehen und die Nächte sind unruhig. Britta hat nur wenig Appetit. Das Thema lässt sie einfach nicht los. Ihre Freundinnen bemerken, dass mit ihr irgendetwas nicht stimmt. Sie spricht vereinzelt mit ihnen darüber. Die Antworten beruhigen sie jedoch nur wenig: »Ach, du machst doch einen super Job, Britti!«, »Wenn die dich rausschmeißen sollte, dann ist sie doch selbst schuld!«, »Ach Britti, was soll denn da kommen? Das wird bestimmt alles halb so wild. Du machst dir schon wieder zu viele Gedanken.«

Am Tag des Gesprächs fährt Britta gestresst und angespannt ins Autohaus. Um 09:58 Uhr macht sie sich langsam auf den Weg ins Nachbarbüro.

»Pünktlich wie immer!«, strahlt Frau Ikudo sie zur Begrüßung an.

Britta ist sichtlich irritiert über diese überschwängliche Begrüßung. Sie fühlt sich eher, als würde sie gleich ihrer eigenen Beisetzung beiwohnen.

»Frau Lippmann, setzen Sie sich doch«, sagt sie und deutet auf den rechten der zwei schwarzen Schwingsessel. »Wie geht es Ihnen?«, beginnt Brittas Vorgesetzte das Gespräch.

»Schlecht, sogar richtig mies. Ich habe nächtelang kaum geschlafen. Tagelang habe ich mir Gedanken gemacht, was mich heute erwartet. Ich bin ein nervliches Wrack. Mein Kopf tut mir weh. Dieses viele Gegrübel hat mir total auf den Magen geschlagen und Appetit habe ich auch keinen mehr«, denkt sie, bis sie sich »Ganz gut« sagen hört.

»Das freut mich zu hören! Sie sind ja bereits seit vielen Jahren Teil des Unternehmens. Das ist auch der Grund für unser heutiges Gespräch«, sagt Frau Ikudo lächelnd.

»Ist das eine Art Mitarbeiter-Inventur und mein Haltbarkeitsdatum ist abgelaufen?!«, wettert Brittas innerer Dialog.

»Frau Lippmann«, holt Frau Ikudo aus, »Sie werden unter den Kolleginnen und Kollegen sehr geschätzt. Sie arbeiten zuverläs-

sig, sind gewissenhaft und verhalten sich loyal. Auch in der Führungsebene fallen Sie positiv auf. Aus diesem Grund haben wir uns überlegt, dass Sie meine Stellvertreterin werden, wenn Sie das wollen, versteht sich.« Frau Ikudo schaut Britta erwartungsvoll lächelnd an. Britta sitzt wie vereist mit aufgerissenen Augen stillschweigend da.

»Frau Lippmann, habe ich Sie jetzt zu sehr überrumpelt?«, fragt Frau Ikudo besorgt nach.

»Ja, also ne, ähm, Entschuldigung. Ich meine, danke. Danke für Ihr Vertrauen und das Angebot. Damit habe ich jetzt überhaupt nicht gerechnet«, stammelt Britta wie paralysiert.

Britta wurde von ihrer Vorgesetzten Frau Ikudo zu einem Gespräch eingeladen, ohne zu wissen, worum es in dem Gespräch gehen wird. Hierbei handelt es sich um ein klassisches Informationsdefizit. Studien zeigen, dass Informationsdefizite sehr häufige Stressoren am Arbeitsplatz sind. Man spricht hier von einem »psychisch-mentalen Stressor«, dazu zählen beispielsweise ungenaue Anweisungen oder solche Gesprächseinladungen wie die von Frau Ikudo.

Der Anteil der Mitarbeiterinnen und Mitarbeiter, die sich durch Informationsdefizite im beruflichen Kontext belastet fühlen, stieg zwischen 2012 und 2018 von 65 Prozent auf 72 Prozent. Zudem zeigen Untersuchungen, dass diese Menschen auch häufig über einen allgemein beeinträchtigten Gesundheitszustand berichteten, was ebenfalls zeigt, wie groß die Auswirkung solcher Informationsdefizite auch auf die körperliche Gesundheit sein kann.[2]

Bei fehlenden Informationen versucht das Gehirn, die Informationslücken zu schließen. Ein Gespräch mit Informationsdefiziten kann man sich wie ein Puzzle vorstellen, bei dem noch Teile fehlen. Trotz der fehlenden Teile meint unser Gehirn, das große Ganze zu erkennen. Es greift auf Erfahrungen, Erziehung und Referenzerlebnisse zurück: Habe ich schon so etwas Ähnliches erlebt? Was könnte passieren? Was wäre eine logische Schlussfolgerung? Was haben andere, die ähnliche Erfahrungen gemacht haben, berichtet? Was wäre das größte Drama? Diese Fragen schießen in Turbogeschwindigkeit durch die Weiten unseres Gehirns. Ganz nebenbei werden Stresshormone wie Cortisol und Noradrenalin ausgeschüttet.

Die allermeisten Menschen leiden sehr unter Informationsdefiziten – sowohl beruflich als auch privat. Den wenigsten ist dabei allerdings bewusst, dass ein solches Informationsdefizit der Grund für ihr Unwohlsein ist. Solche Situationen kommen sehr häufig im Alltag vor und oft ohne negative Hintergedanken. Wir können Frau Ikudo auch durch Ihre beste Freundin ersetzen, die Ihnen eine Nachricht schreibt: »Ich muss dir nachher dringend etwas erzählen.« Was fragen Sie sich in diesem Moment automatisch? Richtig, was sie zu erzählen hat und wann »nachher« ist. In diesem kurzen Satz haben Sie gleich zwei Informationsdefizite. Zum einen bleibt verborgen, was Ihre Freundin zu berichten hat, und zum anderen wissen Sie nicht, wann sich das Rätsel lösen wird.

Die Fernseh- und Werbeindustrie macht sich übrigens genau dieses Phänomen zunutze. Im spannendsten Moment des Filmes, wenn der Retter in Not immer näher an die Gefahrenstelle kommt und kurz davor ist, sich einer lebensbedrohlichen Situation auszusetzen, dann ist Werbung. Wer hat in diesem Moment nicht schon mal ein lautes »Och neeee!« von sich gegeben? Besonders Serien nutzen das Informationsdefizit als psychologisches Werkzeug, um die Spannung zu halten. Am Ende jeder Folge wird ein Cliffhanger eingebaut, damit man dranbleibt. In der Werbung wird dieser Trick ebenfalls ganz geschickt genutzt. Ich sage Ihnen, dass ich fünf Tipps für Sie habe, mit denen Sie sofort abnehmen können! Einen verrate ich Ihnen schon mal, und wenn Sie den Rest erfahren möchten, dann klicken Sie hier, da und dort und kaufen Sie anschließend Produkt X, Y und Z.

Solche Situationen machen uns notorisch unzufrieden. Wir wollen wissen, wie es weitergeht. Natürlich sind Menschen dann bestrebt, einiges dafür zu tun, um dieses Gefühl durch ein angenehmeres zu ersetzen. Das ist allerdings gar nicht so leicht – wie wir in Brittas Situation sehen können.

Es wird davon ausgegangen, dass Informationsdefizite ungesünder als Informationsfluten sind, denn einer Informationsflut können wir im Alltag eher entkommen als einem Informationsdefizit. Das Ausschalten des Smartphones oder das Reduzieren des Social-Media-Konsums kann einer Informationsflut schnell Abhilfe schaffen. Informationsdefizite können Sie in Ihrem Alltag auf ganz unterschiedliche Arten und Weisen reduzieren, um Ihr eigenes Stresserleben zu regulieren. Wenn Sie zu einem Gespräch eingeladen werden, so wie Britta in unserem Beispiel, haben Sie keine Scheu, nachzufragen.

Holen Sie sich aktiv Informationen ein. Warten Sie nicht, bis jemand zu Ihnen kommt und Ihnen die benötigten Informationen gibt. Sie können durch das aktive Nachfragen Ihren Stresslevel proaktiv senken. Das Nachfragen entlastet Ihr Unterbewusstsein, weil es nun nicht mehr fortwährend mit der Interpretation beschäftigt ist. Ich zeige Ihnen ein paar Beispielfragen zur Inspiration:

- »Worum genau wird es gehen?«
- »Was genau möchten Sie gern mit mir besprechen?«
- »Was genau ist das Ziel unseres Gesprächs?«
- »Wer wird bei dem Gespräch dabei sein?«
- »Welche Erwartungen/Wünsche haben Sie an mich?«
- »Können Sie mir das noch etwas genauer erklären?«
- »Ich möchte mich auf das Gespräch vorbereiten, bitte nennen Sie mir das Thema.«

* »Umreißen Sie bitte kurz, worüber Sie mit mir sprechen möchten.«

Dazu noch ein Tipp: Zu offene Fragen wie »Wie kann ich mich auf das Gespräch vorbereiten?« sind nicht zielführend, da eine andere Person nur schwer für Sie entscheiden kann, welche Vorbereitung Sie brauchen. Je nach Gesprächspartner oder Gesprächspartnerin kann die Antwort auch ganz salopp »Gar nicht« heißen und dann wird die Beunruhigung eher größer als kleiner.

Insbesondere im beruflichen Kontext wird viel zu häufig auf das aktive Nachfragen verzichtet. Gedanken wie »Das müsste ich eigentlich wissen«, »Vielleicht wurde mir das schon gesagt« oder »Ich will keine blöden Fragen stellen« hindern Menschen daran, nachzufragen. Damit tragen sie passiv zu einem Informationsdefizit bei und tun weder dem Unternehmen einen Gefallen noch sich selbst.

In Besprechungssituationen kommt es oft zu dem Szenario, dass eine Person nachfragt und der Rest dankbar ist, dass jemand gefragt hat, weil es allen Beteiligten unklar war. Kinder im Vorschulalter stellen durchschnittlich Hunderte Fragen pro Tag, Erwachsene hingegen gerade einmal ein Dutzend Fragen täglich. Anstatt zu denken, dass wir auf jemanden »dumm« oder unaufmerksam wirken, sollten wir uns eher die Vorteile des Nachfragens ins Gedächtnis rufen. Menschen, die aktiv nachfragen, wirken interessiert, aufmerksam, gewissenhaft und wollen ihrer Arbeit sorgfältig nachgehen. Sie stimmen sich ab, zeigen Engagement, reduzieren Unklarheiten und Informationsdefizite. Zudem tragen sie aktiv dazu bei, dass Fehler und Missverständnisse reduziert werden. Menschen, die aktiv nachfragen, entwickeln sich ständig weiter, lernen dazu und können sogar die Beziehungen zu anderen stärken.

Das viele Nachdenken und Grübeln, wie etwas gemeint war, kostet sehr viel Zeit und Energie. Zudem führt es zur Ausschüttung von Stresshormonen und schwächt so auf Dauer das Immunsystem. Daher gilt: Wenn Ihnen etwas unklar ist, fragen Sie bitte nach! Zum Beispiel so:

* »Ich möchte gern sicherstellen, ob ich Sie richtig verstanden habe …«
* »Zu dem Thema XY möchte ich mit Ihnen noch einmal Rücksprache halten.«
* »Mir ist wichtig, die Aufgabe korrekt zu erledigen, deshalb habe ich noch eine Frage.«

Das Credo »fragen statt interpretieren« gilt übrigens auch, wenn Sie private Informationsdefizite belasten. Wenn Sie das Gefühl haben, dass Ihre Nachbarin Gabi seit einigen Wochen komisch zu Ihnen ist, dann belasten Sie sich nicht selbst mit der Frage, ob irgendetwas passiert ist oder Gabi sauer auf Sie ist – fragen Sie nach!

Häufig werden solche Belastungen von uns selbst abgetan. Dann schleichen sich vielleicht Gedanken ein wie »Ach, ich stell mich schon wieder an« oder »Ich darf mich da nicht so reinsteigern«. Diese Gedanken unterstützen Sie allerdings nicht dabei, Sie psychisch zu entlasten, ganz im Gegenteil. Sprechen Sie zeitnah über Themen, die Sie beschäftigen. Das bringt Klarheit und Entlastung. Unterschätzen Sie nicht, wie belastend es für Körper und Geist ist, wenn Sie Themen nicht klären und sich immer wieder die gleichen Fragen stellen. Sprechen Sie es an:

* »Hallo Gabi, ich habe den Eindruck, dass irgendetwas zwischen uns steht. Ich habe das Gefühl, dass du ein wenig abweisender bist als sonst. Liege ich damit richtig?«
* »Hallo Gabi, ich wollte mich erkundigen, ob alles in Ordnung zwischen uns ist.«

Höchstwahrscheinlich werden Sie häufig die Erfahrung machen, dass es sich einfach um ein Missverständnis gehandelt hat. Sie haben Gabi vor einigen Tagen darum gebeten, den Strauch ein wenig zurückzuschneiden, da dieser schon auf Ihr Grundstück ragt. Einen Tag später treffen Sie Gabi draußen und haben den Eindruck, dass Gabi anders ist als sonst. Sie schließen daraus, dass es einen Zusammenhang mit der Bitte gibt. Dabei wissen Sie nicht, dass Gabi eben ein anstrengendes Telefonat mit einer Behörde geführt hat und sie aufgrund dessen etwas genervt ist.

Wenn Sie es nicht ansprechen, entsteht ganz automatisch eine komische Stimmung. Das wird auch Gabi bald spüren und möglicherweise verunsichern. Bald belasten diese Fehlinterpretation und fehlende Gespräche Ihre nachbarschaftliche Beziehung.

Fangen Sie noch heute an, über Themen zu sprechen, die Sie beschäftigen. Entstressen Sie Ihr Leben aktiv, indem Sie solche Themen nicht mehr in Ihrem Lebensrucksack durch Ihren Alltag schleppen. Das nimmt Ihnen dauerhaft die Leichtigkeit. Nachfolgend finden Sie noch ein paar ermutigende Sätze:

- »Ich tue mir selbst einen Gefallen und spreche über Themen, die mich beschäftigen.«
- »Ich frage nach, um zu lernen und Missverständnisse zu reduzieren.«
- »Ich erspare mir selbst wilde Interpretationen.«
- »Aus Respekt vor mir selbst verhindere ich Situationen, in denen ich nicht weiß, was jemand von mir möchte.«

2

»Damit kenne ich mich aus!« Dunning-Kruger-Effekt und Confirmation Bias

Eleni hat gar keine Lust mehr auf ihren Job im Büro. »Jeden Tag den Anweisungen meiner Vorgesetzen folgen und um 8:00 Uhr mit der Arbeit beginnen, das kann es doch jetzt nicht gewesen sein«, denkt sie. Mit diesem Gedanken plagt sie sich schon eine Weile herum. Sie möchte flexibler sein und von überall auf der Welt arbeiten können. Außerdem wünscht sie sich mehr Anerkennung und Wertschätzung. Auch heute liegt sie nach Feierabend wieder auf ihrem Sofa und scrollt durch Instagram.

»Die anderen haben so tolle, unabhängige Leben«, seufzt Eleni.

Sie sieht perfekte Strandbilder, scrollt an ästhetisch eingerichteten mobilen Arbeitsplätzen vorbei und bestaunt die OOTDs (outfits of the day) der Menschen, denen sie folgt. Vier Beiträge weiter liest sie motivierende Zitate von selbst ernannten Coaches und holt sich noch vier Tipps, um sich selbst zu verwirklichen.

»Es muss sich etwas ändern. Ich möchte auch endlich mehr mein Ding machen und dann irgendwann selbstständig sein.« Eleni fasst sich ein Herz. »Ich möchte was Psychologisches machen – so wie die Coaches auf Instagram. Meine Freundinnen sagen auch immer, dass ich einfühlsam bin und gute Tipps habe. Ich könnte Leute online beraten!«, beschließt Eleni.

Einige Wochen später eröffnet sie ihren Instagram-Kanal. Nahezu täglich versorgt sie ihre Follower mit psychologischen Tipps.

Elenis Handy klingelt. Ihre Freundin Rebecca ruft an.

»Hey Becci, wie geht's?«, flötet Eleni ins Telefon.

»Ganz gut, danke. Du Eli, was machst du denn da jetzt auf Instagram?«

»Ich folge meiner Passion. Du weißt doch, dass ich mich sehr für Psychologie interessiere, und ich möchte mir ein neues Standbein aufbauen, damit ich beruflich unabhängiger sein kann«, erklärt Eleni fest entschlossen.

»Aber Eleni, du hast das doch gar nicht gelernt …«, erwidert Rebecca etwas zögerlich.

»Ach Becci, ich habe schon so viele Podcasts gehört und Bücher gelesen. Außerdem bekomme ich echt gutes Feedback. Es hilft den Leuten, und das ist doch das Wichtigste. Ihr sagt doch auch immer, dass ich gute Tipps auf Lager habe. Gönn mir das doch mal.«

Es wird kurz still am Telefon. Dann holt Elenis Freundin Rebecca tief Luft und sagt: »Eli, das ist ja alles schön und gut, aber du kannst doch nicht Tipps für Depressionen posten oder wie man mit posttraumatischen Belastungsstörungen umgeht. Das ist gefährlich!«

»Das machen doch alle. Außerdem hilft es den Menschen doch. Es wäre schön, wenn du mir das gönnst«, sagt Eleni.

»Eleni, ich gönne dir wirklich jeden Erfolg. Ich denke aber, dass du nicht einfach so Tipps für Menschen mit psychischen Problemen geben kannst«, versucht es Rebecca vorsichtig.

»Doch, das kann ich, und ich finde es schade, dass du dich nicht für mich freuen kannst, Rebecca!«

In ihrem Enthusiasmus für die neue Aufgabe übersieht Eleni, dass ihr Wissen gar nicht ausreicht, um andere öffentlich zu beraten. Sie unterliegt, wie wir alle, kognitiven Verzerrungen, durch die eine vermeintlich objektive Betrachtung von Situationen kaum möglich ist. Das Gehirn verarbeitet und interpretiert alle Informationen automatisch und verzerrt rationales Denken und objektive Entscheidungsfindungen. Diese Verzerrungen beeinflussen unser Urteilsvermögen, denn das Gehirn verarbeitet bestimmte Informationen bevorzugt und ignoriert andere. Kognitive Verzerrungen sind oft das Ergebnis von mentalen Abkürzungen, die unser Gehirn verwendet, um die Menge an Informationen zu bewältigen und schnelle Entscheidungen zu treffen. Diese mentalen Abkürzungen sind nützlich, um alltägliche Herausforderungen zu meistern, können jedoch dazu führen, dass wir fehlerhafte oder voreingenommene Schlussfolgerungen ziehen. Beispielsweise neigen wir dazu, unsere eigenen Überzeugungen und Erwartungen auf die Realität zu projizieren, was zu einer verzerrten Wahrnehmung von Ereignissen und Fakten führt.

Kognitive Verzerrungen können auch durch emotionale Reaktionen und soziale Einflüsse verstärkt werden, wodurch unser Verhalten und unsere Entscheidungen weiter beeinflusst werden. Solche sozialen Einflüsse und Reizüberflutungen finden wir in den sozialen Medien. In unserer Beispielgeschichte hat sich Eleni unbemerkt sehr stark durch die sozialen Medien beeinflussen lassen. Das Bewusstsein über diese Verzerrungen ist entscheidend, um kritischere Denkprozesse zu fördern und fundiertere Entscheidungen zu treffen.

Zwei sehr häufige Formen kognitiver Verzerrung sind der Dunning-Kruger-Effekt und der Confirmation Bias (Bestätigungsfehler). Der Dunning-Kruger-Effekt beschreibt das Phänomen, dass Menschen mit geringer Kompetenz oder geringem Wissen in einem Bereich ihre Kompetenz überschätzen. Diese Menschen haben übermäßiges Vertrauen in ihre Fähigkeiten und erkennen die fehlende Kompetenz nicht. Ganz im Gegenteil: Menschen, die diesem Phänomen unterliegen, halten sich für übermäßig kompetent. Bei Eleni konnte dieses Phänomen in der Geschichte gut beobachtet werden. Für sie war es Grundlage genug, Podcasts zu hören und Bücher zu lesen, um psychologische Tipps im Internet zu geben.

Die Psychologen David Dunning und Justin Kruger beschrieben diesen Effekt 1999 erstmalig und sind namensgebend. Dunning und Kruger gehen davon aus, dass es sich bei diesem Effekt um einen Mangel an Metakognition handelt. Diese Menschen sind also nicht oder nur schlecht in der Lage, kognitive Prozesse, wie beispielsweise Entscheidungen, Wahrnehmungen, Perspektiven, Gedanken und Gefühle, zu reflektieren. Alle Menschen können dem Dunning-Kruger-Effekt unterliegen.[1] Das trifft zum Beispiel zu, wenn jemand schnell von etwas überzeugt ist, obwohl er oder sie eigentlich gar nichts darüber weiß. Diese vorschnellen Überzeugungen und Meinungsbildungen beeinflussen unseren Alltag immer wieder. Oftmals wird »Ich kenne« und »Ich kann« durcheinandergebracht. Typische Sätze sind hier:

- »Das habe ich schon einmal gelesen. Das kann ich.«
- »Davon habe ich schon oft gehört. Damit kenne ich mich aus.«
- »Das ist doch ganz einfach. Ich verstehe gar nicht, warum andere damit Schwierigkeiten haben.«
- »Meine Freundinnen sagen auch, dass ich das gut kann.«

Der Dunning-Kruger-Effekt wird übrigens oft mit Narzissmus verwechselt. Er beschreibt jedoch lediglich eine kognitive Verzerrung, bei der Personen mit geringer Kompetenz ihre Fähigkeiten in einem bestimmten Bereich überschätzen, während Menschen mit höherer Kompetenz oft ihre Fähigkeiten unterschätzen. Erstere können aufgrund von mangelndem Wissen oder geringer Erfahrung die Komplexität einer Aufgabe oder die Qualität der eigenen Leistung nicht korrekt beurteilen. Diese Fehleinschätzung betrifft in der Regel spezifische Fähigkeiten oder Wissensgebiete und ist oft situationsabhängig.

Im Gegensatz dazu ist Narzissmus eine Persönlichkeitsstörung, die durch ein übermäßiges Bedürfnis nach Bewunderung, ein starkes Gefühl der eigenen Wichtigkeit und eine mangelnde Empathie gegenüber anderen gekennzeichnet ist. Menschen mit narzisstischen Tendenzen haben oft ein übertriebenes Selbstwertgefühl und streben ständig nach Bestätigung und Anerkennung von außen. Narzissmus beeinflusst die gesamte Persönlichkeit, das Selbstbild und zwischenmenschliche Beziehungen und ist nicht auf spezifische Fähigkeiten oder Wissensgebiete beschränkt.

Die zweite Form der kognitiven Verzerrung ist der Confirmation Bias, auch Bestätigungsfehler genannt. Man könnte schon fast sagen, dass diese Art der kognitiven Verzerrung eine der häufigsten in unserem Alltag ist. Alles, was nicht in unser Weltbild passt, schätzen wir als eher falsch ein. Wenn wir uns durch Informationen in unserem Denken bestätigt fühlen, bewerten wir diese Informationen eher als richtig. Dieses Phänomen zeigt sehr deutlich, weshalb es für Menschen schwierig ist, Situationen oder Informationen objektiv einschätzen zu können, da immer auch persönliche Erfahrungen oder Gefühle mit in die Bewertung einer Situation einfließen.

In unserem Beispiel unterliegt auch Eleni dem Confirmation Bias. Durch die Bestärkung der Followerschaft wagt sie sich an immer komplexere Themen und postet nach einer kurzen Weile schon Tipps für Depressionen und posttraumatischen Belastungsstörungen. Sie schätzt die Meinung ihrer Followerschaft als relevanter ein als beispielsweise die Meinung ihrer Freundin. Die wachsende Followerzahl ist für Eleni eine Bestätigung ihrer Kompetenz.

Roland Imhoff, Professor für Sozial- und Rechtspsychologie an der Universität Mainz, bestätigt durch seine Arbeit, dass uns vor allem die Informationen und Fakten auffallen, die unsere vorherigen Überzeugungen bestätigen. Das bedeutet, auch wenn wir versuchen, uns »objektiv« zu informieren, unterliegen wir häufig diesem Bestätigungsfehler.[2]

Sobald Menschen begreifen, dass eine andere Person eine andere Meinung hat, lässt die Aktivität im präfrontalen Kortex nach. Dieser Bereich im Gehirn ist für die Informationsverarbeitung zuständig. Er stuft Gesagtes als eher unwichtig ein, wenn es nicht der eigenen Meinung entspricht.[3]

In einer anderen Studie sollten Teilnehmende politische Argumente lesen, die entgegen ihrer eigenen politischen Meinung stehen. Hierbei wurde die Amygdala beobachtet, der Teil des Gehirns, der u. a. für die emotionale Verarbeitung zuständig ist. Während des Lesens empfanden die Teilnehmenden negative Emotionen, die Stress auslösten.[4]

Wenn etwas nicht unserer Meinung und unseren Vorstellungen entspricht, reagiert unser Gehirn also mit negativen Emotionen und Stress. Das ist einer von vielen Gründen, warum Menschen teilweise Schwierigkeiten haben, mit Feedback umzugehen. Das Interessante an der Studie ist, dass bereits das Lesen anderer politischer Argumente ausreicht, um negative Emotionen auszulösen. Es wurde also gar nicht debattiert oder sich in einer anderen Form verbal auseinandergesetzt. Das reine Lesen der Information reichte aus.

Die menschliche Erwartungshaltung hat eine sehr große Macht. Untersuchungen zeigen, dass wir uns anders fühlen, wenn wir davon ausgehen, dass wir uns anders fühlen werden. Dieses Phänomen zeigt sich beispielsweise beim Placeboeffekt. Wenn wir erwarten, dass uns das »Schein-Medikament« hilft, dann wird es höchstwahrscheinlich helfen.

Der Confirmation Bias kann sich auch negativ auf die Gesundheit auswirken. Menschen mit Angststörungen fühlen sich in ihrer Angst schneller bestätigt und das wiederum kann Ängste oder gesundheitsschädliche Annahmen verstärken. Auch hypochondrische Ängste können durch den Bestätigungsfehler verstärkt werden.

Wortmedizin

Die Frage ist nun: Wie kann ich mit solchen Situationen umgehen? Kann ich da überhaupt etwas machen? Ja, Sie können! Und die Möglichkeiten sind tatsächlich sehr vielseitig.

Wichtig ist anzumerken, dass viele Menschen diesen kognitiven Verzerrungen nicht mit böser Absicht unterliegen oder unbedingt recht haben wollen. Es kann sich also entweder um eine kognitive Verzerrung oder auch um ein psychologisches Grundbedürfnis handeln. Denn Menschen haben ein ganz natürliches Bedürfnis nach Anerkennung, Geltung, Selbstschutz und Selbstwerterhöhung. Grundsätzlich wollen viele Personen als kompetent wahrgenommen werden, da es Menschen wichtig ist, was andere Menschen über sie denken.

Da beim Dunning-Kruger-Effekt wahrscheinlich ein Mangel an Metakognition vorliegt, ist das geeignete Gegenmittel, die Metakommunikation zu stärken. Als Metakommunikation bezeichnet man die Kommunikation über die Kommunikation. Es wird darüber gesprochen, wie eine bestimmte Formulierung gemeint ist oder was die beteiligten Personen in der Situation beobachtet haben. Das kann dabei helfen, aus einer emotionalen Debatte rauszukommen.

»Worum geht es hier eigentlich gerade wirklich?« Diese Frage ermöglicht einen Blick von der Metaebene und tut so, als wären die Beteiligten plötzlich Beobachtende der Situation und nicht mehr direkt involviert. Denn meistens geht es gar nicht um die Sache, über die diskutiert wird, sondern um etwas ganz anderes. Viele Menschen wollen gesehen werden, ihre Position stärken, ein Bedürfnis erfüllen oder versuchen auf oft verzweifelte Art und Weise, ernst genommen zu werden.

Oftmals erzielen sie damit allerdings das genaue Gegenteil. Eleni ist stolz, dass sie sich getraut hat, neu anzufangen, und freut sich über das positive Feedback ihrer Community. Sie ist enttäuscht, dass ihre Freundin sich nicht für sie freuen kann. Rebecca sieht das, was Eleni dort im Internet postet, sehr kritisch und möchte ihre Freundin davon abhalten. Eleni öffnet sich allerdings nicht für Rebeccas Perspektive, weil sie sich nicht von Rebecca gesehen fühlt und somit schnell sehr emotional und rechtfertigend reagiert.

Rebecca hätte anders einsteigen können, z. B.: »Mensch Eli, ich freue mich, dass du etwas gefunden hast, das dir so großen Spaß bereitet. Woher genau nimmst du denn die Informationen, die du im Internet teilst?«

Stellen wir uns vor, Elenis Antwort bleibt die gleiche: »Ach Becci, ich habe schon so viele Podcasts gehört und Bücher gelesen. Außerdem bekomme ich so gutes Feedback. Es hilft den Leuten und das ist doch das Wichtigste. Ihr sagt doch auch immer, dass ich gute Tipps auf Lager habe. Gönn mir das doch mal.«

»Eli, ich gönne es dir von Herzen und weiß, dass dich das Themengebiet schon lange interessiert. Hast du vor, noch eine Weiterbildung oder ein Studium in dem Bereich zu absolvieren?«

Weiterführend könnte Rebecca ihre Sorgen ansprechen: »Es gibt noch ein Thema, das mir Sorge bereitet, bist du gerade offen dafür?« Bejaht Eleni, kann sie fortfahren: »Ich finde es toll, dass du anderen Menschen helfen möchtest. Gleichzeitig sind Depressionen und posttraumatische Belastungsstörungen ernst zu nehmende Diagnosen, die von echten Profis behandelt werden sollten. Ich finde, dass alle Menschen im Internet eine große Verantwortung haben mit dem, was sie dort posten. Wenn dich diese Felder so sehr interessieren, wie würdest du eine Ausbildung in dem Bereich finden?«

Wenn die Diskussion, wie in unserem Beispiel, schon in vollem Gange ist, können auch Fragen auf der Metaebene helfen. Hier ein paar Beispiele:

* »Worum geht es eigentlich gerade wirklich?«
* »Was ist jetzt besonders/wirklich wichtig?«
* »Welches Ziel sollte in dieser Debatte verfolgt werden?«
* »Welches Ziel verfolgt unser Gespräch gerade?«

Damit unterbrechen Sie die Diskussion, die sich womöglich noch zuspitzen würde, und ermöglichen eine neue Fokussierung. Metakommunikation kann auch in Form von Aussagen gelingen, z. B.:

* »Ich habe den Eindruck, dass wir hier gerade aneinander vorbeireden.«
* »Ich habe das Gefühl, dass es sich hierbei um ein Missverständnis handelt.«
* »Ich habe den Eindruck, dass hier gerade sehr unterschiedliche Perspektiven aufeinandertreffen.«
* »Ich bin mir nicht sicher, ob ich Sie gerade richtig verstehe. Können Sie mir Ihren Punkt noch einmal auf eine andere Art und Weise erklären?«

Auch diese Sätze hätten Rebecca und Eleni in der Situation helfen können. Metakommunikation kann auch im beruflichen Kontext umgesetzt werden. Beispielsweise indem in Meetings reflektiert oder teamintern über die Kommunikation gesprochen wird. Hier finden Sie ein paar Beispiele:

- »Wie ist das Meeting verlaufen?«
- »Inwiefern ist es uns gelungen, alles zu besprechen, was auf unserer Agenda stand?«
- »Ist es uns gelungen, uns ausreden zu lassen und verschiedene Perspektiven einzunehmen?«
- »Was läuft in der Kommunikation im Team besonders gut?«
- »Was brauchen wir als Team, um uns gut Feedback geben zu können?«
- »Woran dürfen wir in unserer Kommunikation noch arbeiten?«

Das Gesunde: Niemand geht als Gewinner oder Verlierer aus der Situation. Alle sind gleichberechtigt und konzentrieren sich gemeinsam auf das Ziel. Stresshormone können reduziert werden, da es nicht in eine Diskussion ausartet. Gemeinsam kann so eine zufriedenstellende Lösung gefunden werden.

Durch die bewusste Reflexion und den Dialog über unsere Art der Kommunikation können wir eine Vielzahl von Vorteilen für unser Wohlbefinden erzielen. Ein wichtiger Aspekt der Metakommunikation besteht darin, Beziehungen zu verbessern. Offene und ehrliche Gespräche über Kommunikationsmuster und -erwartungen können dazu beitragen, Missverständnisse zu klären und das Vertrauen zwischen den Gesprächspartner:innen zu stärken. Starke zwischenmenschliche Beziehungen sind eng mit der psychischen und emotionalen Gesundheit verbunden.

Die Metakommunikation spielt auch eine Rolle bei der Konfliktlösung. Indem wir unsere Kommunikationsmuster reflektieren und über sie sprechen, können wir Konflikte besser verstehen und konstruktive Lösungen finden. So reduzieren wir Stress und Spannungen, die mit ungelösten Konflikten einhergehen können, und fördern ein harmonisches Miteinander.

Ein weiterer positiver Effekt ist die Verbesserung der Selbstreflexion. Wenn wir uns bewusst mit unserer Art der Kommunikation auseinandersetzen, erkennen wir unsere Stärken und Schwächen. Dies ermöglicht es uns, an uns selbst zu arbeiten und uns persönlich weiterzuentwickeln, was sich positiv auf unsere psychische Gesundheit auswirkt.

Empfehlenswert ist hier auch eine Art »Manual of Me«, z. B. in Form eines Kommunikationssteckbriefes. Hier können sich alle Beteiligten die gleichen Fragen stellen.

Kommunikationssteckbrief

- Was ist Ihnen in der Kommunikation mit anderen Menschen besonders wichtig?
- Was fällt Ihnen in der Kommunikation mit anderen Menschen schwer?
- Was schätzen andere Menschen an Ihrer Kommunikation sehr?
- Wie kommunizieren Sie, wenn Sie gestresst sind?
- Was empfinden Sie als besonders wertschätzend?
- Was hilft Ihnen, Feedback gut annehmen zu können?

Die Beantwortung dieser Fragen ermöglicht Ihnen mehr Klarheit. Insbesondere Teams empfehle ich, diese Kommunikationssteckbriefe anzufertigen und gemeinsam zu besprechen, um im Arbeitsalltag häufiger auf individuelle Kommunikationsbedürfnisse Rücksicht nehmen zu können oder um Kommunikationssituationen besser einzuschätzen. Wichtig: Aktualisieren Sie Ihren Kommunikationssteckbrief in regelmäßigen Abständen.

Metakommunikation fördert Klarheit und Verständnis. Indem wir unsere Gedanken, Gefühle und Bedürfnisse offen kommunizieren oder in einem Kommunikationssteckbrief reflektieren, können wir Missverständnisse vermeiden und uns besser mit anderen verbinden. Dies trägt zu einem Gefühl der Zugehörigkeit und des gegenseitigen Verständnisses bei, was wiederum positive Auswirkungen auf unsere psychische und emotionale Gesundheit hat.

Versuchen Sie, sich nicht auf Diskussionen einzulassen, die nicht zielführend zu sein scheinen. Wenn eine Person auf ihre Meinung beharrt, dann ist das so. Es ist nicht zuträglich für Ihre Gesundheit, wenn Sie sich auf diese Debatte einlassen, denn häufig führen solche Situationen zu nichts Gewinnbringendem. Menschen dürfen bei ihrer Perspektive bleiben. In solchen Situationen können Sie sich selbst reflektieren und sich fragen:

- Kann ich mit absoluter Sicherheit sagen, dass ich im Recht bin?
- Warum lässt mich diese Situation emotional werden?
- Was stört mich gerade konkret?
- Kann ich diese Situation gerade verändern?

Alternativ können Sie das Gespräch freundlich beenden oder sich bewusst von der anderen Perspektive distanzieren. Achten Sie bitte darauf, anstatt »aber« ein »und gleichzeitig« zu wählen, damit Sie sich nicht widersprechen.

- »Ich nehme Ihre Perspektive wahr und gleichzeitig vertrete ich eine andere Meinung.«
- »Ich schätze dich sehr und gleichzeitig habe ich eine andere Meinung dazu.«
- »Ich möchte über dieses Thema nicht mit dir diskutieren.«
- »Ich denke, dass wir das Gespräch hier (für heute) beenden sollten.«

* »Ich denke, dass wir akzeptieren sollten, dass wir unterschiedlicher Ansicht sind.«
* »Ich respektiere deine Meinung und möchte nicht weiter debattieren.«
* »Es ist okay, unterschiedlicher Meinung zu sein.«

Prof. Imhoff empfiehlt beim Kampf gegen den Bestätigungsfehler die »Think the Opposite«-Strategie. Bei dieser Strategie fragt man sich selbst aktiv, ob nicht vielleicht sogar genau das Gegenteil der eigenen Überzeugung wahr sein könnte. Warum könnte die Information richtig sein? Warum könnte die andere Person doch recht haben? Wieso könnte ich mich hier vielleicht täuschen?[5]

Versuchen Sie, offen für andere Meinungen zu sein, reflektieren Sie sich stetig und hören Sie auf Ihr Bauchgefühl. Die Offenheit, sich aktiv zu fragen, wie die andere Person auf diese Meinung kommt, kann hier sehr hilfreich sein. Denn die Bemühung, eine andere Person wirklich verstehen zu wollen, tut jedem Gespräch gut.

Achten Sie Ihre Grenzen und versuchen Sie, ein Gefühl dafür zu entwickeln, welche Diskussionen gewinnbringend sein können und welche Debatten reine Zeitverschwendungen sind. Übrigens: Es ist vollkommen okay, wenn Sie nicht zu allem eine Meinung haben!

3

Sprache schafft Wirklichkeit
Negatives Framing

»Ich bin keine liebevolle Mutter.« Puh, das saß! Was für ein Satz. Mir läuft es kalt den Rücken runter, mein Mund wird spürbar trockener und ich sitze vor meinem Laptop, als wäre ich erstarrt. Virtuell vor mir sitzt Tanja. Wir befinden uns gerade in einer Einzelcoachingsitzung. Und dieser Satz steht wie ein riesengroßer Elefant im Raum.

Tanja ist Anfang vierzig, hat welliges braunes Haar, trägt häufig beige Baumwollkleidung und Oversize-Strickjacken. Ich nehme in jeder Coachingeinheit ihre herzliche Ausstrahlung und ihr liebevolles Lächeln wahr. Tanja ist Lehrerin an einer Realschule, Mama von zwei Kindern, Ehefrau und eine sehr lebensfrohe Seele.

»Was bringt dich zu dieser Annahme?«, frage ich.

Tanja scheint ein wenig überrascht, dass ich diese Frage stelle. Es wirkt so, als wäre sie davon ausgegangen, dass mir das auch schon aufgefallen wäre und ich ihr jetzt helfen würde, eine liebevollere Mutter zu sein.

»Na ja, ich bin so streng. Immer meckere ich herum. Wenn ich die Beiträge mancher Momfluencer bei Instagram sehe, bekomme ich ein richtig schlechtes Gewissen. Die Mamas denken sich ständig neue Spiele für ihre Kinder aus und sind durch nichts aus der Ruhe zu bringen. Bei mir gibt es den ganzen Tag Geme-

cker und Gezeter. Ich bin ständig gestresst und habe nach der Arbeit oft keine Lust, mit den Kindern zu spielen. Das bekommen sie einfach zu oft zu spüren«, sagt Tanja mit einem großen Seufzer, als fände sie die Situation ausweglos.

Ich lege sofort mit der nächsten Frage nach: »Und wie macht sich diese Strenge bemerkbar?« Sie schaut kurz nach oben, als würde sie nach Gedanken fischen.

»Es macht sich vor allem in alltäglichen Situationen bemerkbar«, sagt Tanja und holt tief Luft. »Morgens muss ich pünktlich in der Schule sein und muss meine Kinder ziemlich rumkommandieren, weil wir im Stress sind (›Zieh dich jetzt an, putz dann die Zähne, komm frühstücken …‹). Nachmittags geht es dann so weiter, weil ich möchte, dass sie ihre Hausaufgaben ordentlich und konzentriert erledigen. Danach brauche ich Ruhe, um den Unterricht vorzubereiten«, räumt sie ein und denkt weiter nach. »Ich will meinen Kindern nicht das Gefühl vermitteln, ständig funktionieren zu müssen. Ich möchte ihnen die Aufmerksamkeit schenken, die sie verdient haben. Ich möchte nicht immer diejenige sein, die Anweisungen gibt oder an ihrem Chaos-Schreibtisch versinkt.« Stille. Sie atmet noch einmal tief durch und nimmt einen großen Schluck Tee zu sich.

»Wo ist dir denn diese ›Strenge‹ behilflich oder vielleicht auch dienlich?«, frage ich. Dabei achte ich darauf, das Wort »Strenge« zu betonen.

»In der Schule brauche ich diese Strenge, sonst tanzen die Mäuse auf den Tischen«, schmunzelt sie.

»Ist ›Strenge‹ das geeignete Wort für diese Situationen und für dich?«, frage ich sofort hinterher.

Sie runzelt die Stirn und erwidert prompt: »Ne, irgendwie nicht. Meine Schülerinnen und Schüler geben mir sogar die Rückmeldung, dass sie mich mögen, weil ich nicht so streng bin. Mir ist es doch so wichtig, dass sie mit Freude lernen. Nur daheim gelingt es mir irgendwie nicht, habe ich das Gefühl.«

»Was wäre denn ein besseres Wort anstatt ›Strenge‹ für dich?«

»Ich bin sehr klar und gebe damit Struktur und Sicherheit. In der Schule ist das sehr wichtig für meinen Unterricht, meine Klasse und mich«, sagt sie fast ungläubig.

»Kann es sein, dass deine Kinder diese Sicherheit auch schätzen?«

»Hm … ja, vielleicht. Vielleicht finden sie die Routinen, die ich als streng empfinde, auch ganz schön: morgens zusammen in den Tag starten, vor den Hausaufgaben eine kurze Spielrunde einlegen oder die gemeinsame Vorlesezeit abends. Ich werde sie danach fragen.«

Wir schließen oft von uns auf andere Menschen. Dies ist ein häufiges Denkmuster, mit dem wir uns im Alltag selbst einen Fallstrick legen. Grund dafür ist, dass wir oft davon ausgehen, dass alle anderen Menschen genau das wahrnehmen, was wir selbst wahrnehmen. Das ist natürlich nicht immer der Fall. Manche Menschen nehmen Sie viel positiver wahr, als Sie sich womöglich selbst einschätzen würden. Tanja ist der Überzeugung, dass es allen auffällt, dass sie viel zu streng zu ihren Kindern ist. Dabei ist das, was sie als Strenge bezeichnet, eher eine Form von Struktur. Tanja hat sich selbst gleich sehr negativ bewertet.

Sprache schafft Wirklichkeit. Die Worte, die wir verwenden, gestalten unsere Realität und prägen unser Selbstbild. Das Selbstbild bezieht sich auf die subjektive Wahrnehmung, die eine Person von sich selbst hat. Es ist die Art und Weise, wie jemand sich selbst sieht, definiert und bewertet.

Tanja stellt Worte in den Raum wie »nicht liebevoll« oder »streng«. Daraus hat sie ihre Realität erschaffen und lebt mit einem schlechten Gefühl, versagt zu haben. Damit definiert sie ihr Selbstbild. Dabei haben diese Worte ihre Situation nur sehr ungenau beschrieben. Das Selbstbild ist ein komplexes Konstrukt, das von einer

Vielzahl von Faktoren beeinflusst wird. Darunter zählen die persönliche Selbstwahrnehmung und Selbstbewertung, das Feedback von anderen, soziale Vergleiche sowie prägende Erfahrungen und Lebensereignisse.

Auch kulturelle und gesellschaftliche Normen spielen eine wesentliche Rolle, ebenso wie persönliche Überzeugungen, Werte und die Art der Erziehung sowie Kindheitserfahrungen. Zudem können mentale und emotionale Gesundheitszustände das Selbstbild stark prägen. Diese Faktoren interagieren miteinander und formen die Art und Weise, wie sich jemand selbst sieht und bewertet. Das Selbstbild ist nichts Statisches, sondern ständig in Bewegung und entwickelt sich im Laufe der Zeit durch neue Erfahrungen und Erkenntnisse weiter.

Studien zeigen, dass Menschen, die sich wohlwollend und liebevoll begegnen, seltener an Depressionen erkranken und grundsätzlich zufriedener mit ihrer Arbeit und ihren Beziehungen sind.[1] Denn die Art und Weise, wie wir uns selbst begegnen, hat direkten Einfluss auf unser Selbstbild und somit auch auf unser Wohlbefinden.

Achten Sie deshalb auf die Worte, die Sie wählen. Denken Sie über Ihre Wortwahl nach. Es geht nicht darum, und das ist ganz wichtig, die Dinge schönzureden. Vielmehr geht es darum, die Dinge auf den Punkt zu bringen, sich selbst so objektiv wie möglich zu bewerten und konkret auszudrücken. Andernfalls erschaffen Sie sich eine Scheinrealität, unter der Sie womöglich noch leiden. Unsere Erwartungshaltungen haben eine erstaunliche Auswirkung auf unsere Gedanken und das, was daraus resultiert. Wenn wir erwarten, dass etwas gut wird, ist die Wahrscheinlichkeit sehr hoch, dass sich das bewahrheitet. Haben wir wiederum die Erwartung, dass etwas nicht so gut ist, werden wir uns auch darin bestätigt fühlen. Mit der Art und Weise, wie Sie für sich denken und sprechen, justieren Sie Ihr Gehirn. Ihr Gehirn prüft den Alltag darauf, Hinweise zu finden, die diese Annahmen bestätigen. Dabei lassen wir schnell außer Acht, dass das, was wir da wahrnehmen, nicht die Realität ist, sondern die von uns selbst geschaffene Wirklichkeit.

Das gilt auch im Kontakt mit anderen Menschen. Bevor Sie anderen etwas unterstellen, wie zum Beispiel Tanja ihren Kindern, fragen Sie lieber nach. Fragen Sie die betreffenden Personen nach ihrer Meinung, bevor Sie anderen Menschen eine Meinung unterstellen. Sie werden erstaunt sein, dass sich ihre tatsächliche Meinung über Sie nicht so häufig mit Ihrer eigenen Annahme deckt.

Wortmedizin

Treten Sie Gegenbeweise an und wechseln Sie die Perspektive! Das, was Tanja behilflich war, ist das sogenannte »Reframing«. Beim Reframing handelt es sich um eine bewährte Strategie aus der Psychotherapie, die durch Perspektivenwechsel und Neuinterpretation dabei unterstützt, mit negativen Situationen oder Gefühlen umzugehen. Diese Fähigkeit kann gezielt trainiert werden.

Reframing

Das Wort Reframing leitet sich von dem englischen Begriff »Frame« (Rahmen) ab. Durch das Reframing wird einem Ereignis oder einem Gefühl ein neuer Rahmen gegeben. Durch diesen neuen »Rahmen« verändert sich die Bedeutung. Letztendlich kann hier auch von einem bewussten Perspektivenwechsel gesprochen werden.

Beim Reframing wird unterschieden zwischen Kontextreframing und Bedeutungsreframing. Diese Konzepte aus der kognitiven Verhaltenstherapie zielen darauf ab, die Perspektive und Interpretation von Situationen zu verändern.

Das Kontextreframing bezieht sich auf die Fähigkeit, eine Situation aus einem anderen Blickwinkel oder Kontext zu betrachten. Es geht darum, die Art und Weise zu verändern, wie wir eine Situation wahrnehmen, indem wir sie in einen breiteren oder anderen Kontext stellen oder alternative Sichtweisen einnehmen. Durch Kontextreframing können wir unsere Perspektive erweitern und neue Möglichkeiten, Lösungen oder Bedeutungen entdecken.

Ein Beispiel für Kontextreframing wäre, wenn Ihr Freund Peter sich sehr stur verhält und sich selbst diese Eigenschaft negativ auslegt. Er kann sich nun fragen, in welchen anderen Kontexten diese »Sturheit« hilfreich ist. Peter arbeitet im Vertrieb, wo sich seine Sturheit auszahlt. Er bleibt hartnäckig, fragt immer wieder nach und verliert nicht so schnell die Geduld. Im beruflichen Kontext ist Peters Sturheit also sinnvoll. Diese differenzierte Betrachtung kann ihm helfen, diese Eigenschaft besser einzuordnen. Hierbei kann er für sich erkennen, dass er im beruflichen Kontext davon profitiert und im privaten Kontext noch etwas kompromissbereiter sein darf. Eine differenzierte Betrachtung ist wichtig, um Herausforderungen besser lösen zu können und sich selbst besser einzuschätzen.

Das Bedeutungsreframing bezieht sich auf die Fähigkeit, die Bedeutung oder Interpretation einer Situation zu verändern. Es geht darum, alternative Sichtweisen einzunehmen oder Bewertungen vorzunehmen, um eine positivere oder konstruktivere Bedeutung zu finden. Durch Bedeutungsreframing können wir unsere negativen Gedanken oder Bewertungen einer Situation herausfordern und durch positivere oder realistischere Perspektiven ersetzen.

Ein Beispiel für Bedeutungsreframing wäre, wenn Peter eine Absage bei einer Bewerbung erhält. Anstatt dies als persönliches Versagen oder Ablehnung zu interpretieren, könnte er die Situation als Gelegenheit sehen, dass etwas Besseres auf ihn wartet, dass die Absage eine Chance für persönliches Wachstum ist.

Kontextreframing und Bedeutungsreframing sind kognitive Werkzeuge, die uns helfen können, negative Denkmuster und festgefahrene Überzeugungen zu durchbrechen. Sie ermöglichen es uns, neue Perspektiven einzunehmen, positive Bedeutungen zu finden und konstruktivere Interpretationen von Situationen zu entwickeln.

Wichtig: Es geht nicht darum, sich etwas schönzureden oder in Richtung toxischer Positivität (siehe Kapitel 15) abzudriften. Vielmehr geht es darum, die Perspektive so zu wechseln, dass Sie sich weniger hilflos fühlen und sich zutrauen, eine Situation zu meistern oder besser mit einem Gefühl umzugehen.

Reflexionsfragen to go

Wenn Sie sich über sich selbst ärgern, können Ihnen diese Reflexionsfragen behilflich sein, um das Verhalten noch differenzierter zu betrachten. Denn nichts ist immer gut und gleichzeitig ist auch nichts immer schlecht. Es geht darum, verschiedene Verhaltensweisen in allen Facetten zu begreifen. Das hilft Ihnen dabei, liebevoller mit sich selbst umzugehen.

Kontextreframing

* In welchen Kontexten ist mein Verhalten nützlich?
* Welchen Einfluss hat der Kontext/das Umfeld dabei?
* Inwiefern könnte ein anderer Kontext/ein anderes Umfeld meine Gefühle verändern?

* Wann bzw. wo hat mir dieses Verhalten vielleicht schon einmal geholfen?

Bedeutungsreframing

* Welche Bedeutung gebe ich dieser Situation?
* Wie würden fremde Menschen diese Situation bewerten?
* Wie könnte diese Situation noch betrachtet werden?
* Welche Chance kann sich aus dieser Situation für mich ergeben?

Je liebevoller Sie mit sich selbst sprechen, desto wohlwollender und positiver sehen Sie auch Ihre Umwelt. Das hat vor allem mit unseren Wahrnehmungsfiltern und dem Thalamus zu tun.[2] Der Thalamus ist eine Struktur im Gehirn, die eine zentrale Rolle bei der Verarbeitung und Weiterleitung sensorischer Informationen spielt. Die Wahrnehmungsfilter sind Mechanismen im Gehirn, die Informationen selektiv verarbeiten und interpretieren. Diese Filter dienen dazu, die enorme Menge an Sinneseindrücken, die unser Gehirn ständig erhält, zu organisieren und zu priorisieren. Sie helfen uns, uns auf relevante Informationen zu konzentrieren und irrelevante oder überwältigende Reize zu ignorieren. Wenn unsere Wahrnehmungsfilter eher auf »negativ« eingestellt sind, werden uns viele Dinge in unserem Alltag auffallen, die uns stören. Ist unser Wahrnehmungsfilter auf »positiv« eingestellt, wird uns unter den gleichen Umständen sehr viel Schönes bewusst.

Selbstmitgefühl zu üben, ist daher sehr hilfreich, wenn Sie wieder einmal hart zu sich selbst sind. Diese Form der liebevollen und mitfühlenden Kommunikation mit sich selbst kann auch als resilienzfördernde Kommunikation bezeichnet werden. Unsere psychische und seelische Widerstandsfähigkeit wird durch Selbstmitgefühl gestärkt.

Selbstmitgefühl

Selbstmitgefühl (self-compassion) ist die Fähigkeit, auf sich selbst mit Freundlichkeit, Verständnis und Akzeptanz zu reagieren, insbesondere in Zeiten von Schwierigkeiten, Fehlern oder Leiden. Es beinhaltet, den eigenen Gedanken, Gefühlen und Handlungen wohlwollend zu begegnen.

Wissenschaftliche Untersuchungen haben gezeigt, dass Menschen, die eine mitfühlende Haltung zu sich selbst haben, weniger Stress erleben, Ängste reduzieren und auch seltener an anderen psychischen Erkrankungen leiden.[3] Laut der amerikanischen Wissenschaftlerin Kristin Neff lässt sich Selbstmitgefühl in drei Säulen aufteilen:[4]

- **Selbstfreundlichkeit**: sich mit Verständnis, Wohlwollen und Freundlichkeit zu behandeln, anstatt sich selbst zu verurteilen und übermäßig streng zu kritisieren.
- **Bewusstsein für die gemeinsame menschliche Erfahrung**: bedeutet zu erkennen, dass wir mit unseren Erfahrungen nicht allein sind. Wenn wir einen schlechten Tag haben, Fehler machen oder negatives Feedback erhalten, neigen wir dazu zu glauben, dass wir die Einzigen sind, denen das passiert. Wir lassen völlig außer Acht, dass so etwas ganz normal ist.
- **Achtsamkeit**: Gedanken, Gefühle und Bedürfnisse bewusst wahrnehmen. Dabei geht es nur um die Wahrnehmung und nicht um die Bewertung oder darum, sich in dieser zu verlieren.

Menschen, die ein ausgeprägtes Selbstmitgefühl haben, nehmen sich selbst Missgeschicke oder Fehler weniger übel. Aus diesem Grund erleben sie die Tage, an denen ihnen so etwas passiert, als weniger negativ als Menschen, die wenig Selbstmitgefühl haben. Zudem fällt es ihnen leichter, Verantwortung für die Situationen zu übernehmen. Menschen mit geringem Selbstmitgefühl sind durch solche Erlebnisse schneller verunsichert.

Mit Selbstmitgefühl schaffen wir uns selbst einen sicheren Raum, der es uns ermöglicht, zur Ruhe zu kommen und Lösungen zu finden. Das merkt auch unser Körper. Fühlen wir in uns hinein und mit uns selbst mit, sorgt das für die regelmäßige Ausschüttung des Hormons Oxytocin. Ängste und Sorgen können dadurch reduziert werden. Übermäßige Selbstkritik hingegen wird von unserem Körper als eine Bedrohung wahrgenommen. Dadurch wird die Amygdala aktiv und es werden Stresshormone ausgeschüttet. Dazu gehören Cortisol, Adrenalin und Noradrenalin. Aus diesen Gründen ist es wichtig, Selbstmitgefühl zu üben. Hier ein paar praktische Tipps für Ihren Alltag:

- **Journaling:** Das Aufschreiben von Gefühlen und Gedanken führt nachweislich zu mehr Selbstmitgefühl.[5]
- **Achtsamkeitsübungen,** um negative Gefühle loszulassen (siehe RAIN-Methode im folgenden Kasten)
- **liebevolle, innere Dialoge führen** (siehe Wortmedizin in diesem Kapitel)
- **Selbstvergebung:** Versuchen Sie, sich selbst zu verzeihen.
- **bewusster Perspektivenwechsel / Reframing** (siehe Reflexionsfragen to go auf Seite 42)
- **Sorgen Sie für sich:** Was brauche ich gerade? Was kann ich mir Gutes tun? (Tipp: Sammeln Sie alle Aktivitäten, die Ihnen guttun, auf einer Liste und nutzen Sie diese Liste als kleines Erste-Hilfe-Toolkit.)
- **Lernen Sie sich selbst noch besser kennen!** Entdecken Sie Ihre Stärken und versuchen Sie, Ihre Schwächen immer mehr zu akzeptieren. (Tipp: Machen Sie eine Liste mit Ihren Stärken.

Beobachten Sie sich im Alltag und fragen Sie auch vertraute Personen.)

* **Metta-Meditationen**, auch Loving-Kindness-Meditation genannt, ist eine buddhistische Praxis, bei der man bewusst Gefühle von Liebe, Mitgefühl und Wohlwollen gegenüber sich selbst und anderen kultiviert.

RAIN-Methode[6]

Die RAIN-Methode ist eine Achtsamkeitspraxis, die Ihnen dabei hilft, negative Gefühle loszulassen und mit Herausforderungen besser umzugehen. Die Buchstaben stehen für vier Schritte:

Recognize: Erkennen, was gerade passiert
Nehmen Sie Ihre Gefühle und Gedanken bewusst wahr. Versuchen Sie, diese nicht zu bewerten. Die Kernfrage kann hier lauten: Was passiert gerade jetzt in diesem Moment in meinem Inneren?

Allow: Zulassen und akzeptieren
Der zweite Schritt besteht darin, Gedanken und Gefühle zuzulassen und zu akzeptieren. Alles, was Sie gerade empfinden, darf da sein. Sie können auch zu sich selbst sagen: »Ja, es ist okay, dass ich mich gerade wütend fühle« oder »Ja« oder »Ich lasse es da sein.« Vielleicht merken Sie auch am Anfang dieser Übung Widerstand. Auch zu diesem Widerstand können Sie bewusst »Ja« sagen.

Investigate: Erkunden
Jetzt können Sie genau erkunden, was Sie in Ihrem Inneren ent-

deckt haben. Versuchen Sie, die Gefühle und Gedanken neugierig zu erforschen. Folgende Fragen können Sie sich hier stellen:

* Wo im Körper nehme ich die Gefühle besonders stark wahr?
* Welche Gefühle sind gerade besonders präsent?
* Ist das absolut wahr, was ich denke?
* Was will mir der Gedanke/das Gefühl sagen?
* Welcher Anteil in mir ist gerade besonders laut?
* Was braucht dieser Anteil gerade?
* Was wäre ich ohne diese Gedanken?

Prüfen Sie für sich, welche Fragen gerade stimmig für Sie sind.

Non-Identify/Natural Awareness: Nicht-Identifikation
Nicht-Identifikation bedeutet, dass wir uns von den Geschichten lösen, die wir selbst oder andere Personen über uns erzählen. Es geht darum, anzuerkennen, dass wir nicht unsere Gefühle und Gedanken sind. Dieses Erleben kann durch die drei vorherigen Stufen mit etwas Übung entstehen. In diesem Schritt kommen wir in eine freundliche, offene Präsenz im Moment. Es geht darum, sich innerlich zu befreien.

Erlauben Sie sich, die RAIN-Methode zu üben und Ihre Erfahrungen zu sammeln. Wie bei vielen Achtsamkeitsübungen braucht dies etwas Zeit und Übung. Seien Sie sich diese Zeit wert!

Denken Sie daran: Die Informationen, die Sie jeden Tag konsumieren, sind der Nährboden für die Gedanken, die in Ihnen in Zukunft wachsen. Hier noch ein paar gesunde Sätze to go:

* »Ich bin liebevoll zu mir selbst, weil ich es verdient habe.«

* »Auch wenn ich mir manches anders wünsche, bin ich trotzdem gut so, wie ich bin.«
* »Ich behandele mich selbst mit Freundlichkeit und Mitgefühl.«
* »Ich gebe mir die Erlaubnis, Fehler zu machen.«
* »Ich nehme mich selbst an, mit all meinen Stärken und Schwächen.«
* »Ich vergebe mir selbst für vergangene Fehler und gebe mir die Chance, daraus zu lernen.«
* »Meine Eigenheiten machen mich aus.«
* »Ich erleichtere mir das Leben, indem ich meinen Perfektionismus mehr und mehr loslasse.«

4

»Wie ist das wohl gemeint?« Overthinking und Rumination

»Ich werde die Planung der Weihnachtsfeier dieses Jahr an Tamika geben. Deine Ressourcen möchte ich in diesem Jahr für das Investorenmeeting einsetzen.«, sagt Herr Bäumert zu Kolja. Kolja ist etwas verwundert, da er sich letztes Jahr sowohl um die Weihnachtsfeier als auch um die Meetingvorbereitung gekümmert hat.

»Ja, okay. Das können wir gern so machen«, sagt Kolja zu.

»Auf dich ist Verlass. Ich danke dir«, verabschiedet sich Herr Bäumert freudestrahlend von Kolja. Kolja verlässt daraufhin das Büro, geht zu seinem Schreibtisch und packt seinen Rucksack. Er verabschiedet sich in den Feierabend.

Als er einige Minuten später in Ruhe in der Straßenbahn auf dem Weg nach Hause sitzt, gehen ihm tausend Gedanken durch den Kopf: »Warum organisiert Tamika dieses Jahr die Weihnachtsfeier? Ich mache das sonst jedes Jahr. Vielleicht war das Team doch nicht so zufrieden, wie sie es immer gesagt haben. Vielleicht haben sie sich bei Herrn Bäumert beschwert, weil die Weihnachtsfeiern zu langweilig waren. Ich hätte mich letztes Jahr doch gegen das Wichteln entscheiden sollen und das Essen war bestimmt nicht vielfältig genug. Dieses Jahr wollte ich wirklich auf mehr vegane Alternativen achten. Dazu bekomme ich jetzt gar nicht mehr die Chance.«

»Goethestraße. Ausstieg links«, reißt es Kolja aus den Gedanken.

Er schreckt auf, schnappt sich seinen Rucksack und springt aus der Straßenbahn. Gedankenversunken geht er die Goethestraße bis zu seiner Wohnung hoch. Daheim angekommen, stellt er seinen Rucksack im Flur ab, isst noch eine Kleinigkeit zu Abend und setzt sich aufs Sofa.

»Herr Bäumert ist bestimmt nur so nett zu mir, weil er meinen Vater über tausend Ecken von früher kennt. Vielleicht soll ich auch das Investorenmeeting mit ihm vorbereiten, damit er mich besser kontrollieren kann. Er vertraut meiner Arbeit nicht mehr, weil ich vor zwei Wochen einen Fehler gemacht habe. Das hätte mir echt nicht passieren sollen. Jetzt hab ich den Salat.« Kolja kommt aus den Gedankenschleifen gar nicht mehr heraus. Sein Herz schlägt mit jedem Gedanken etwas schneller.

Auch abends, als er im Bett liegt, findet er nicht in den Schlaf, denn sein Gedankenkarussell eröffnet munter die nächste Runde.

»Was soll ich jetzt bloß machen? Was denkt Herr Bäumert nur von mir? Ich darf mir keinen Fehler mehr erlauben. Ich hoffe, ich schaffe es, ein gutes Investorenmeeting vorzubereiten.« Kolja wird zunehmend verzweifelter. An Schlaf ist nicht zu denken.

Kennen Sie das? Machen Sie sich manchmal auch sehr viele Gedanken und finden nicht mehr heraus? In Koljas Fall verliert er sich vollkommen in seinen Gedankenschleifen. Er steigert sich immer mehr hinein und die Interpretationen von Herrn Bäumerts Aussagen werden immer vielfältiger.

Viele Menschen machen sich im Alltag Sorgen und Gedanken, mal mehr und mal weniger. Dabei verlieren wir uns oft in negativen inneren Dialogen und überfordernden Fragentiraden. Denn die Gedanken, die wir uns im Alltag machen, sind oft negativ gefärbt. Oftmals ist uns völlig klar, dass wir uns gar keine Sorgen machen müssen und nichts Schlimmes passieren wird, doch das weiß nur unser Verstand. Der Rest des Systems rüstet sich schon für den absoluten Ausnahmezustand. Die Stresshormone stehen alle in den Startlöchern und auch die Amygdala und das limbische System laufen auf Hochtouren. Das beides sind Bereiche im Gehirn, die bei der Verarbeitung von Emotionen, insbesondere bei der Bewertung von Gefahren und der Auslösung von Stressreaktionen, eine zentrale Rolle spielen. Alltagsgrübeleien sorgen oft für genauso viel Stress wie die auslösenden Situationen selbst.[1]

Gedankenschleifen können einen erheblichen Einfluss auf unsere Fähigkeit zur effektiven Kommunikation haben. Wenn unser Geist in sich wiederholenden Gedanken oder Sorgen gefangen ist, erscheint unsere Kommunikation oft unklar, widersprüchlich oder defensiv, da unser Verhalten durch Stress, Angst oder negative Emotionen beeinflusst wird. Dadurch wird es für Mitmenschen schwieriger, Situationen und Emotionen nachzuvollziehen. Stellen Sie sich vor, Kolja würde am nächsten Tag zu Herrn Bäumert gehen und sagen: »Ich habe den Eindruck, dass Sie mir nicht mehr vertrauen. Das mit dem Fehler vor zwei Wochen tut mir aufrichtig leid. Ich werde mein Bestes in der Vorbereitung auf das Investorenmeeting geben. Das verspreche ich Ihnen.« Herr Bäumert würde sicherlich die Welt nicht mehr verstehen und sichtlich überrascht sein.

Gedankenschleifen können auch unsere Fähigkeit zum aktiven Zuhören beeinträchtigen und dazu führen, dass wir die Bedürfnisse und Perspektiven anderer übersehen oder falsch interpretieren. Aktives Zuhören bedeutet, sich voll und ganz auf die sprechende Person zu konzentrieren, indem Aussagen beispielsweise wiederholt werden und ein echtes Verständnis für die Perspektive entwickelt wird. Manchmal nehmen die vielen Gedanken auch so viel Raum ein, dass gar keine freien Kapazitäten übrig sind, um aufmerksam zuzuhören.

Ebenfalls fällt es Menschen, die in ihren Gedanken gefangen sind, schwerer, Lösungen zu finden. Hier zeichnet sich oft ein Teufelskreis ab. Jemand macht sich viele Gedanken, verliert sich darin, findet keine Lösungen und macht sich noch mehr Gedanken. Das kann erhebliche Ängste auslösen und zu Gefühlen von Verzweiflung, Ohnmacht und Frust führen. Die Übergänge zwischen dem Grübeln und den negativen, inneren Dialogen sind fließend und finden auch oft parallel statt.

Grübeln kann zu katastrophisierendem Denken führen. Katastrophisieren bedeutet, Situationen oder Probleme tendenziell als viel schlimmer oder bedrohlicher zu betrachten, als sie tatsächlich sind. Wenn jemand intensiv grübelt, neigt die Person dazu, sich auf negative Aspekte zu konzentrieren, über mögliche katastrophale Folgen nachzudenken und sich Sorgen zu machen, was alles schiefgehen könnte. Durch zu viel Grübeln und negatives Nachdenken kann sich die Hirnstruktur verändern. Denn alles, was in unserem Gehirn viel »benutzt« und aktiviert wird, sorgt für einen Ausbau der »Infrastruktur«. Wenn wir also häufig grübeln, baut unser Gehirn diese Areale aus. Gegensätzlich funktioniert das übrigens auch: Wenn wir uns viele positive Gedanken machen, werden auch dahin gehend Areale ausgebaut.

Menschen, die viel grübeln, befinden sich in einem Zustand »dysfunktionaler Selbstaufmerksamkeit«. Das bedeutet eine übermäßige oder problematische Fixierung auf das eigene Selbst, die zu negativen Auswirkungen auf das emotionale Wohlbefinden und das Verhalten führen kann. Dies kann sich durch eine übermäßige Selbstkritik, Selbstzweifel, Grübeln über vergangene Ereignisse oder obsessives Nachdenken über das eigene Selbstbild zeigen. Dieser Zustand führt zu enorm viel Stress und kann psychische Probleme begünstigen.

Bei dem ständigen Nachdenken kann es sich sowohl um »Rumination« als auch um »Overthinking« handeln.

Rumination vs. Overthinking

Rumination ist das übermäßige Grübeln, meistens über vergangene Ereignisse oder Probleme, insbesondere negative oder belastende Gedanken. Es beinhaltet das immer wiederkehrende Durchdenken von Situationen, das Wiederholen von Gedanken oder das Festhalten an negativen Emotionen. Rumination kann dazu führen, dass Sie sich in einem negativen Gedankenkreislauf gefangen fühlen und sich schwer davon lösen können.

Overthinking ist ein breiterer Begriff, der sich auf das übermäßige Nachdenken über jede Art von Problemen, Entscheidungen oder Situationen bezieht, oft ohne eine klare Lösung zu finden. Overthinking kann sich auf aktuelle oder zukünftige Ereignisse beziehen und beinhaltet oft das Betrachten verschiedener Szenarien, das Analysieren von Details oder das Grübeln über potenzielle Konsequenzen. Overthinking kann zu Entscheidungsschwierigkeiten, Unsicherheit und mentalem Stress führen.

Der Fokus bei übermäßigem Grübeln (Rumination) liegt oft in der Vergangenheit oder in der Zukunft. Sorgen und Gedankenspiralen finden selten bis gar nicht in der Gegenwart oder über die Gegenwart statt. Wenn Menschen hart mit sich selbst ins Gericht gehen oder sich in Gedanken verlieren, befinden sie sich in der Vergangenheit und gehen Situationen immer wieder durch. Häufig kommt es hierbei zu Selbstvorwürfen: »Wie konnte mir das passieren? Ich hätte das früher erkennen müssen!«

Overthinking kann sich durch negative Äußerungen sich selbst gegenüber, Verurteilungen oder durch Vergleiche mit anderen zeigen, z. B.: »Die anderen sind ja eh alle viel besser als ich!« Es kann aber auch sein, dass sich die Personen gedanklich in der Zukunft befinden: »Wie soll ich das schaffen?«, »Wie bekomme ich das unter einen Hut?«, »Worüber möchte meine Chefin mit mir reden?«

Menschen denken ca. 60 000 bis 80 000 Gedanken pro Tag. Dr. Samy Egli, leitender Psychologe am Max-Planck-Institut in München, erklärt, dass die Tendenz zum Grübeln zu 20 bis 40 Prozent genetisch bedingt ist. Es wird also teilweise vererbt.[2] Ein weiterer Anteil, der die Grübelneigung beeinflusst, hängt mit den Bewältigungsstrategien, sogenannten Coping-Strategien, zusammen. Der Umgang mit stressigen, herausfordernden oder belastenden Situationen beeinflusst, inwiefern Menschen zum Grübeln neigen. Wenn Personen hilfreiche Coping-Strategien entwickelt haben, neigen sie in der Regel weniger zum Grübeln.

Dr. Simone Kühn ist Wissenschaftlerin am Max-Planck-Institut für Bildungsforschung in Berlin und hat sich damit beschäftigt, was im Gehirn passiert, wenn Menschen viel grübeln. Laut Kühn zeigt sich bei Menschen, die eine ausgeprägte Tendenz zum Grübeln haben, eine stärkere Aktivität in bestimmten Hirnregionen, den sogenannten »Konfliktzentren«. Diese Hirnregionen wurden bisher mit inneren Dialogen, gesprochener Sprache und Konflikten in Verbindung gebracht.[3]

Neuere Studien zeigen, dass beim Grübeln besonders die Amygdala und der Hippocampus aktiv werden, zwei Regionen, die für emotionale Erinnerungen eine zentrale Rolle spielen. Dies liegt daran, dass beim Grübeln häufig belastende, emotionale Erinnerungen aktiviert und mental bearbeitet werden. Gleichzeitig wird das Ruhezustandsnetzwerk (Default Mode Network) aktiviert, ein Hirnnetzwerk, das aktiv ist, wenn wir nicht auf äußere Reize fokussiert sind und unsere Gedanken nach innen richten.[4] Diese Selbstfokussierung verstärkt das Grübeln wiederum, da sie zu einem Kreislauf aus wiederholten, negativen Gedanken über eigene Probleme und Unsicherheiten führt, was die negativen Gedanken weiter intensivieren kann. Ohne die Perspektive von außen neigen wir dazu, unsere Gedanken überzubewerten und emotionale Reaktionen zu verstärken. Bei Menschen mit Depressionen ist das »Ruhezustandsnetzwerk« übermäßig aktiv.[5]

Viele Menschen neigen vor allem am Abend oder in der Nacht zum Grübeln. Einige finden aufgrund dessen gar nicht erst in den Schlaf oder wachen sogar plötzlich auf. Manche machen sich in der Nacht Gedanken über Dinge, die sie tagsüber noch gar nicht als so schwierig wahrgenommen haben. Bei einigen Menschen führt das nächtliche Grübeln zu Verzweiflung und Unruhe. Das Interessante hierbei ist, dass die gleichen Personen morgens aufstehen und die Welt plötzlich für sie schon wieder ganz anders aussieht. Die Situationen, die nachts noch scheinbar unlösbar waren, werden nun als alltägliche Herausforderung wahrgenommen, für die es eine Lösung geben wird. Dabei schien es in der Nacht zuvor als die größte Katastrophe der Welt. Verantwortlich dafür ist Melatonin.

Melatonin ist ein Hormon, das in der Zirbeldrüse des Gehirns produziert wird und eine entscheidende Rolle bei der Regulation des Schlaf-Wach-Zyklus spielt. Seine Hauptaufgabe besteht darin, den Körper auf den Schlaf vorzubereiten, indem es die Müdigkeit fördert und den zirkadianen Rhythmus synchronisiert. Dies ist ein biologischer Prozess, der sich über etwa 24 Stunden erstreckt und eine grundlegende Rolle bei der Regulation von physiologischen und Verhaltensfunktionen im Körper spielt. Er steuert den Schlaf-Wach-Zyklus sowie viele andere lebenswichtige Funktionen, u.a. die Körpertemperatur, den Stoffwechsel und den Hormonhaushalt.

Normalerweise steigt die Melatoninkonzentration am Abend an, wenn es dunkel wird, und signalisiert dem Körper, dass es Zeit ist zu schlafen. Am Morgen, wenn es hell wird, sinkt die Melatoninkonzentration wieder ab, was den Körper aufwachen lässt. Sobald es dunkel wird, beginnt die Zirbeldrüse mit der Melatoninproduktion. Das ist übrigens auch der Grund, warum wir in den Herbst-

und Wintermonaten viel mit Müdigkeit und gedrückter Stimmung zu kämpfen haben. Durch das fehlende Sonnenlicht ist tagsüber die Melatoninkonzentration erhöht. Das kann bis zu einem Herbstblues oder einer Winterdepression führen.

Wenn Menschen nachts wach liegen oder plötzlich wach werden, merken sie die hohe Melatoninkonzentration häufig in Form von negativen Gedanken, Grübeleien und vorübergehenden »kleinen Depressionen«. Der Schlafforscher Jürgen Zulley hat herausgefunden, dass viele Menschen zwischen zwei und drei Uhr nachts besonders negative Gedanken haben. Denn um diese Uhrzeit ist der Körper so weit heruntergefahren, dass auch die Gedanken im Keller sind.[6] Tagsüber prasseln so viele Eindrücke auf das menschliche Gehirn ein, dass diese gar nicht alle verarbeitet werden können. Dafür ist ja auch eigentlich die Nacht da. Doch die Reize werden tagsüber immer mehr, sodass die Nacht kaum mehr ausreicht, um all das zu verarbeiten. Wenn die Melatoninkonzentration besonders hoch ist, ist zeitgleich die Dopaminkonzentration besonders niedrig. Dopamin sorgt nicht nur für Glücksgefühle, sondern auch für emotionale, geistige und motorische Reaktionen. Sobald wir morgens aufwachen, nimmt Dopamin wieder Fahrt auf und Melatonin wird abgebaut. Das ist auch der Grund, warum die Sorgen aus der Nacht plötzlich am Morgen weniger dramatisch erscheinen.

Die erhöhte Melatoninkonzentration in den Herbst- und Wintermonaten kann auch dazu führen, dass sich Menschen zurückziehen oder auch die Themen in Gesprächen eher negativer und sorgenbelasteter sind. Somit kann auch das Bedürfnis nach Wertschätzung, Anerkennung und liebevollen Gesprächen in den dunklen Monaten zunehmen. Denn dies führt zur Ausschüttung von Glückshormonen. Aus diesem Grund sollten z. B. auch Jahresgespräche mit Mitarbeitenden nicht nur in den dunklen Monaten geführt werden, sondern mindestens zweimal jährlich. Denn es ist durchaus denkbar, dass die Gespräche im Winter etwas negativer und problemorientierter verlaufen als im Frühjahr oder Sommer.

Zurück zu Kolja. Für ihn ist es von entscheidender Bedeutung, wieder mehr positive Gedanken zu pflegen. Denn negative Gedanken begünstigen den Noceboeffekt. Dieser Effekt, der das Gegenteil des Placeboeffekts darstellt, beschreibt das Phänomen, bei dem negative Erwartungen oder Überzeugungen zu realen negativen gesundheitlichen oder psychologischen Effekten führen können. Wenn Kolja an seiner Leistung zweifelt, kann es also dazu führen, dass die Qualität seiner Arbeit tatsächlich abnimmt. Darunter kann auch seine Motivation leiden und das Stresserleben steigt.

Auch im Gesundheitswesen gibt es dazu spannende Erkenntnisse. Studien zeigen, dass Patientinnen und Patienten mit einer positiven Erwartungshaltung zu einer Symptomverbesserung, Schmerzlinderung und Stimmungsaufhellung beitrugen. Das liegt an der Ausschüttung von Endorphinen. Wenn diese Patientinnen und Patienten dann noch das Klinikpersonal als fürsorglich und zugewandt erlebten, waren sie weniger gestresst und die sogenannten »Selbstreparaturmechanismen« im Körper wurden aktiv.[7]

Diese Ergebnisse können auf diverse andere Lebensbereiche übertragen werden. Wenn Menschen eine positive Erwartungshaltung haben und dann noch ein unterstützendes Umfeld erleben, hat das positive Auswirkungen auf das Stresserleben. Sich Sorgen zu machen, ist etwas völlig Normales. Vor allem in der Welt, in der wir gerade leben. Wichtig ist hierbei, sich in den Sorgen und Gedanken nicht zu verlieren. Nachfolgend erfahren Sie, was Sie für sich tun können, wenn das Gedankenkarussell wieder einmal in die nächste Runde geht, sich viel zu schnell dreht und einfach nicht anhalten will.

Wortmedizin

Das wohl wirksamste Tool, um Gedankenschleifen und Grübeleien (wenigstens temporär) zu beenden, ist Achtsamkeit. Wie bereits beschrieben, sind Menschen mit ihrem Fokus, wenn sie sich Sorgen machen oder sie negative Gedanken plagen, meistens in der Vergangenheit oder in der Zukunft. Um den Fokus liebevoll immer wieder auf das Hier und Jetzt zu lenken, können folgende Fragen hilfreich sein:

- »Was kann ich jetzt gerade für mich tun?«
- »Was ist jetzt gerade wichtig?«
- »Was kann ich in diesem Moment unternehmen?«
- »Was ist der nächste Schritt, den ich jetzt gehen kann?«

Studien zeigen, dass Menschen sich dann am glücklichsten fühlen, wenn sie achtsam im Hier und Jetzt sind. Je mehr wir grübeln und gedanklich abschweifen, desto unglücklicher werden wir. Beobachten Sie sich selbst mal im Alltag: Vielleicht stellen Sie fest, dass Ihre Stimmung sich verschlechtert, je weniger Sie mit Ihren Gedanken in der Gegenwart sind.

Wichtig ist die Erkenntnis, dass die schlechte Laune nicht zum Grübeln führt, sondern – im Gegenteil – durch das Grübeln ausgelöst wird. Das kann nachweislich unsere Psyche krank machen: Die Psychologieprofessorin Susan Nolen-Hoeksema von der Yale University hat beispielsweise herausgefunden, dass Menschen, die viel grübeln, ein erhöhtes Risiko für eine Depression haben.[8]

Um zurück ins Hier und Jetzt zu finden, kann ein Realitätscheck hilfreich sein, um sich wieder voll und ganz auf die Gegenwart zu konzentrieren. Dabei benennen Sie, was gerade ist, als würden Sie die Situation beobachten, z. B.: »Ich sitze gerade auf meinem Bett.«

Oder Sie versuchen es mit der 10-10-10-Methode, wenn Sie merken, dass Ihre negativen Gedanken oder inneren Dialoge überhandnehmen.

10-10-10-Methode

Stellen Sie sich folgende Fragen:

- Wird die Situation in 10 Wochen noch relevant sein?
- Wird die Situation in 10 Monaten noch relevant sein?
- Wird die Situation in 10 Jahren noch relevant sein?

Menschen neigen dazu, zu denken, dass Situationen, die sie als negativ empfinden, ewig anhalten. Die 10-10-10-Methode kann dabei helfen, die Situation auf die »reale« Größe zu bringen, damit sie nicht überdimensional groß wahrgenommen wird.

Wenn Menschen in negativen Gedankenschleifen festhängen, malen sie sich oft Szenarien aus, die so noch gar nicht zur Realität gehören. Oftmals werden Hypothesen von wegen »Was wäre, wenn …?« aufgestellt. Es kann hilfreich sein, sich bewusst zu machen, dass all das noch gar nicht existiert. Jetzt gerade sind es nur Gedanken. Das heißt nicht, dass diese Gedanken zur Realität werden müssen. Manchmal hilft auch die Frage, inwiefern die Gedanken gerade dienlich und nützlich sind. Häufig kommen wir dann zu dem Entschluss, dass die Gedanken keinen positiven Effekt für uns haben.

Auch ein achtsamkeitsfokussierter Dialog kann in solchen Situationen helfen. Er zeichnet sich durch eine bewusste und präsente Kommunikation aus, bei der alle Beteiligten ohne Urteil aufeinander eingehen. In einem solchen Dialog ist jede Person darauf bedacht, den Moment wahrzunehmen und sich auf das Gespräch einzulassen, ohne von ablenkenden Gedanken oder Emotionen gestört zu werden. Achtsamkeit wird durch aktives Zuhören, das ehrliche Sprechen und die Aufmerksamkeit auf nonverbale Signale, wie Körpersprache und Tonfall, gefördert. In einem achtsamkeitsfokussierten Dialog wird jeder Person Raum gegeben, sich auszudrücken, während gleichzeitig Respekt, Empathie und Verständnis füreinander gezeigt werden. Die Absicht ist, eine Atmosphäre des gegenseitigen Vertrauens und der Offenheit zu schaffen, in der echte Verbindung und tieferes Verständnis entstehen können. Insbesondere in Situationen, die von negativen Gedanken geprägt sind, kann eine achtsame Kommunikation als entlastend und unterstützend wahrgenommen werden.

Im Alltag erfahren viele Menschen Bagatellisierung, die offen über negative Gedanken sprechen. Bagatellisierung ist ein Abwehrmechanismus, bei dem eine Person die Bedeutung oder Schwere einer Situation, eines Problems oder einer Emotion herunterspielt oder herabsetzt: »Ach, das wird schon wieder« oder »Ist doch alles halb so wild.« Das führt zur Ausschüttung von noch mehr Stresshormonen und verstärkt die negativen Gedanken (mehr dazu in Kapitel 15 zu toxischer Positivität). Andere Menschen reagieren mit Katastrophisierung, wenn sie von den negativen Gedanken oder möglichen Zukunftsszenarien hören. »Oh Gott, das würde ich gar nicht aushalten!«, »Das ist ja furchtbar!« oder »Das wäre echt entsetzlich, wenn das passieren würde. Ich könnte keine Nacht mehr ruhig schlafen.« Diese Katastrophisierungen sollen häufig Empathie ausdrücken, führen allerdings oft dazu, dass sich Grübeleien verstärken, negative Emotionen zunehmen und sich ein Gefühl der absoluten Hilflosigkeit einstellt.

Andere Achtsamkeitsmethoden, die gegen Grübeleien helfen können, sind Yoga, Atemübungen, Meditationen, Sport, Malen, Stricken oder Spaziergänge. Besonders Spaziergänge in der Natur helfen nachweislich gegen Rumination. Forschende konnten nachweisen, dass ein Areal im präfrontalen Kortex, das mit Grübeleien in Verbindung gebracht wird, dadurch seine Aktivität reduziert.[9] Es gilt bei allen Achtsamkeitsübungen: Alles, was Ihnen hilft, Stress abzubauen und sich auf die Gegenwart zu fokussieren, sollten Sie ausprobieren.

Menschen, die viel grübeln oder negative Gedanken haben, empfinden sich selbst in diesen Momenten als unruhig. Hier können verschiedene Techniken zur Selbstberuhigung helfen, wieder zu mehr innerer Ruhe zu finden. Was Menschen intuitiv und häufig unbewusst machen, wenn sie sich unruhig fühlen, ist, sich selbst zu berühren – zum Beispiel im Gesicht, an den Armen oder an den Haaren. Selbstberührung zur Selbstberuhigung ist hier das Credo. Wenn es sich für Sie stimmig anfühlt, berühren Sie sich bewusst selbst. Sie können beispielsweise ihre Hände kneten oder auch reibende oder klopfende Impulse mit den Händen auf den Ober- oder Unterkörper setzen. Probieren Sie es gern einmal aus und spüren Sie in sich hinein, was sich gut anfühlt. Manchen hilft auch, sich an sich selbst festzuhalten – zum Beispiel die eine Hand in die andere zu legen oder die Arme zu verschränken.

Auch innere Dialoge können zur Selbstberuhigung beitragen. Reden Sie ruhig auf sich selbst ein. Für manche sind sich ständig wiederholende Sätze beruhigend, andere wiederum nutzen variierende Sätze. Hier ein paar Inspirationen:

- »Ich bin in Sicherheit.«
- »Ich passe auf mich auf.«
- »Mit jedem Atemzug werde ich ruhiger und ruhiger.«
- »Ich mache das richtig gut.«
- »Ich beruhige mich von ganz allein, immer mehr und mehr.«
- »Ich bin voll und ganz im Hier und Jetzt.«
- »Ich konzentriere mich nur auf mich.«

- »Ich bin gerade aufgeregt. Das ist okay. Ich atme tief durch.«
- »Ich mache mir gerade viele Gedanken. Ich bin in Sicherheit. Es wird sich alles klären.«
- »Ich kann mir Unterstützung holen.«
- »Es wird jetzt immer ein bisschen leichter, wie von selbst.«
- »Ich konzentriere mich auf meinen Atem. Ich atme ein. Ich atme aus.«

Als weitere Technik möchte ich Ihnen den »Gedankenstopp« ans Herz legen. Dies ist eine effektive kognitive Technik, die darauf abzielt, negative Gedankenmuster zu unterbrechen. Sobald man negative Gedanken bemerkt, wird innerlich oder laut »Stopp!« gesagt, um die Gedanken sofort zu stoppen. Anschließend wird die Aufmerksamkeit auf etwas Positives oder Angenehmes gelenkt, um die negative Gedankenschleife zu unterbrechen. Der Gedankenstopp ermöglicht es, negative Gedankenmuster zu durchbrechen und eine positive Veränderung im Denken zu fördern, indem man sich auf eine konstruktivere Denkweise konzentriert. Wenn es Ihnen in diesem Moment schwerfällt, an etwas Positives oder Angenehmes zu denken, dann konzentrieren Sie sich auf die Dinge in Ihrer unmittelbaren Umgebung. Sie können anfangen, alle blauen, braunen oder grünen Gegenstände zu zählen. Wie viele grüne Gegenstände befinden sich in Ihrem Blickfeld? Wenn Sie keine neuen grünen Gegenstände mehr finden, wechseln Sie die Farbe. Sie können die Übung beliebig variieren, beispielsweise mit Formen oder Materialien.

Als ergänzende oder auch alternative Übung zum »Gedankenstopp« kann es hilfreich sein, die Technik »Gedanken ordnen« auszuprobieren. Diese Methode bietet eine weitere Möglichkeit, den Fokus zu verändern und die Gedanken bewusst zu strukturieren, um sich aus negativen Gedankenschleifen zu befreien.

Gedanken ordnen

Das Ordnen der Gedanken ist eine Übung, bei der die Gedanken nacheinander betrachtet und anschließend sortiert werden. Die Gedanken können z. B. zeitlich sortiert werden, in Zukunft, Gegenwart, Vergangenheit, oder ein Label erhalten, z. B. Sorge, Traurigkeit, Ärger usw. Schauen Sie, was stimmig für Sie ist.

Viele Studien zeigen, dass Journaling eine hervorragende Möglichkeit ist, um sich aus negativen Gedankenschleifen zu befreien und die Schlafqualität zu verbessern. Journaling ist eine kraftvolle Methode der Selbstreflexion und des Selbstausdrucks, bei der Gedanken, Gefühle und Erlebnisse regelmäßig aufgeschrieben werden. Durch das regelmäßige Festhalten von Gedanken und Emotionen können Menschen tiefer in ihre eigenen Gefühle eintauchen, ihre Perspektiven erweitern und ein tieferes Verständnis für sich selbst entwickeln.

Journaling kann in verschiedenen Formen praktiziert werden, einschließlich der Reflexion über vergangene Ereignisse, der Planung zukünftiger Ziele, kreativer Ausdrucksformen oder Dankbarkeitspraktiken. Schon 15 Minuten Journaling reichen aus, um von positiven Effekten zu profitieren. Forschende empfehlen, 15 Minuten vor dem Schlafen eine schriftliche Dankbarkeitsübung zu absolvieren, um den Schlaf zu verbessern.[10] Regelmäßiges Aufschreiben von Gedanken und Gefühlen kann sogar das Immunsystem stärken.[11] Auch das wurde durch Studien bestätigt.

Sorgen und Ängste sind häufig sehr diffus. Das regelmäßige Aufschreiben hilft, mehr Klarheit zu bekommen und die Situationen aus verschiedenen Blickwinkeln zu betrachten. Zudem wird durch das Aufschreiben emotionale Distanz gewonnen, was dabei hilft, die Dinge analytischer zu betrachten. Es gibt unzählige weitere Untersuchungen, die eine stressreduzierende, kreativitätsfördernde und angstabbauende Wirkung bestätigen.

Braindumping-Methode

Braindumping ist eine kreative Methode, bei der man seine Gedanken, Ideen und Informationen ungefiltert aufschreibt oder aufzeichnet, ohne sich um Struktur oder Organisation zu kümmern. So entlasten Sie Ihren Geist und bekommen einen klaren Kopf, indem Sie alles aufschreiben, was Ihnen in den Sinn kommt, ohne sich Gedanken über Rechtschreibung, Grammatik oder Logik zu machen.

Beispiel: Muss noch die Wäsche machen, der Korb quillt über, gestern Abend den Film gesehen, so spannend, erinnert mich daran, dass ich das Buch noch lesen wollte, die Arbeit stapelt sich, aber zuerst den Kaffee genießen, was war das Passwort für das Online-Banking? Annas Geburtstag steht an, Geschenkideen sammeln, vielleicht ein Gutschein, die Sonne scheint, vielleicht ein Spaziergang im Park, frische Luft tanken, die Gedanken ordnen, alles wird sich fügen.

Ganz wichtig: Sie müssen nicht alles aushalten oder allein mit sich ausmachen. Wenn Sie sich durch Ihre negativen Gedanken oder Grübeleien belastet fühlen, wenden Sie sich an eine vertrauensvolle Person in Ihrem Umfeld oder suchen Sie sich professionelle Unterstützung.

5

»Du weißt doch, wie ich bin!« Nonpology

Amir lässt sich die Sonne ins Gesicht scheinen und freut sich, dass die Frühlingstage immer wärmer werden. Die Gartensaison hat er schon vor einigen Tagen eröffnet. Den freien Vormittag möchte er dafür nutzen, um den Garten »sommerfit« zu machen, wie er es gern nennt. Am Nachmittag trifft er sich mit seinem Kumpel Salvatore. »Hoffentlich denkt Salvatore heute an die Heckenschere«, denkt Amir, während er die Blumenerde in die Töpfe schaufelt. Salvatore hatte sich die Heckenschere von Amir ausgeliehen. Trotz mehrmaligem Bitten hat Amir sie noch nicht zurückbekommen. Er weiß, dass Salvatore immer viel um die Ohren hat und von Natur aus ein wenig schusselig ist, trotzdem nervt es Amir allmählich.

Amir bepflanzt die Blumentöpfe mit frischen Blumen und freut sich über den schönen Anblick. Auch die Möbel ziehen wieder von der Garage auf die Terrasse. Als alle Möbel wieder ihren Platz eingenommen haben, lässt sich Amir auf einen Stuhl plumpsen und atmet tief durch. Er schaut auf die Uhr: »Perfektes Timing!«, freut er sich. »Jetzt mache ich mich noch kurz frisch und ziehe mich um, dann müsste auch schon Salvatore kommen«, sagt Amir zu sich selbst.

Als all das erledigt ist, setzt sich Amir wieder nach draußen. »Er müsste jeden Augenblick kommen«, denkt Amir und stellt schon mal zwei Getränke auf den Terrassentisch. Doch von Salvatore fehlt jede Spur. Amir schaut auf sein Handy, ob Salvatore ihn vielleicht angerufen oder ihm eine Nachricht hinterlassen hatte. Auch das ist nicht der Fall.

Mit einer Dreiviertelstunde Verspätung trudelt Salvatore in aller Seelenruhe bei Amir ein. Amir reagiert genervt: »Da bist du ja endlich. Wo warst du? Ich warte schon eine Dreiviertelstunde auf dich!«

Salvatore grinst und wirkt mehr als entspannt: »Ach, du weißt ja, wie das ist. Man kommt vom Hundertsten ins Tausendste. Da verliert man schon mal die Uhr aus dem Blick. Jetzt bin ich ja da.«

So richtig zufrieden ist Amir mit der Antwort nicht. Sie setzen sich gemeinsam auf die Terrasse.

»Hast du an meine Heckenschere gedacht?«, will Amir wissen. Salvatore fasst sich an den Kopf: »Oh ne, ich wusste doch, dass ich was vergessen habe!«

»Mensch Salvatore, ich habe dich doch schon so oft daran erinnert. Ich warte seit Monaten darauf, dass du sie mir zurückgibst. Ich brauche sie!«

»Ach Amir, du weißt doch, wie ich bin. Dann bringe ich sie dir halt am Freitag schnell rum«, bietet Salvatore an. Amir ist misstrauisch, denn dieses Versprechen hat er schon mindestens fünfmal bekommen. »Seit wann bist du eigentlich so unentspannt?«, fragt Salvatore. »Unentspannt?! Salvatore, du kommst zu spät und gibst mir meine Sachen nicht zurück. Ich kann mich gar nicht mehr richtig auf dich verlassen«, sagt Amir aufgebracht.

Salvatore schaut Amir erschrocken hat. »Mensch Amir, ich mein das doch nicht so. Sorry, dass du das jetzt so wahrnimmst. Ich bin halt manchmal so, weißt du doch.«

Amir konfrontiert Salvatore mit seinem Fehlverhalten. Anstatt einer aufrichtigen Entschuldigung gibt Salvatore ihm eine sogenannte »Nicht-Entschuldigung«, auch »Nonpology« genannt.

Nonpologys sind Aussagen, die wie Entschuldigungen klingen, tatsächlich aber kein echtes Bedauern oder Verantwortung für das eigene Verhalten zum Ausdruck bringen. Stattdessen beinhalten sie Ausreden, Rechtfertigungen oder Versuche, die Schuld auf andere zu schieben. Nonpologys können verwendet werden, um eine Entschuldigung vorzutäuschen, während man gleichzeitig die eigene Position verteidigt oder die Verantwortung für das Fehlverhalten abwehrt. Sie können dazu beitragen, Konflikte zu verschärfen und das Vertrauen zwischen den Beteiligten zu untergraben, da sie als manipulativ oder unaufrichtig wahrgenommen werden.

Nicht-Entschuldigungen können Menschen mit geringerem Selbstvertrauen sehr verunsichern. Schnell können dann innere Dialoge entstehen, die die Schuld im eigenen Verhalten suchen, wie: »Vielleicht übertreibe ich auch ein wenig …« Seien Sie wachsam für typische Formulierungsweisen von Nicht-Entschuldigungen und nehmen Sie diese als Anlass, sich selbst klar davon abzugrenzen. Typische Nicht-Entschuldigungen sind z. B.:

- »Du weißt doch, wie ich bin!«
- »Das darfst du dir nicht so zu Herzen nehmen!«
- »Ja, sorry, woher soll ich denn wissen, dass du so empfindlich bist?«
- »Das war doch gar nicht so gemeint.«
- »Tut mir leid, aber da musst du dich echt besser abgrenzen.«
- »Das ist einfach meine Art, ich kann nichts daran ändern.«
- »Du musst einfach akzeptieren, dass ich so bin.«
- »Ich kann nicht anders, das liegt in meiner Natur.«
- »Das ist halt meine Meinung, du musst damit leben.«
- »Es liegt nicht an mir, es liegt an deiner Art, damit umzugehen.«
- »Ich bin nicht bereit, mich zu entschuldigen, das ist nicht meine Sache.«
- »Hab dich doch nicht so. War doch nur ein Witz.«

- »Ja, vielleicht war das nicht richtig, aber andere machen das auch.«
- »Es tut mir leid, aber du hast echt überreagiert.«

Wenn Menschen ihr Fehlverhalten bewusst wird, kann das zu enormem Stress führen. Zum einen, weil Menschen befürchten, ausgegrenzt und geächtet zu werden, und zum anderen, weil die soziale Anerkennung und Eingebundenheit auf dem Spiel stehen. In der früheren Menschheitsgeschichte waren Ausgrenzungen lebensgefährlich. Ein Mensch ist immer sicherer in einer Gruppe. Unser Gehirn hat sich seit dieser Zeit nicht so sehr verändert. Das bedeutet, dass das Gehirn mit den gleichen Ängsten reagiert wie damals. Das ist beispielsweise auch der Grund, warum manche Menschen klärende Gespräche und Konfliktsituationen partout meiden, da sie soziale Ausgrenzung befürchten. Dieses Verhalten findet manchmal bewusst und oft auch unbewusst statt.

Die Psychologin Annegret Wolf von der Martin-Luther-Universität Halle-Wittenberg erklärt, dass es Menschen nachhaltig belasten kann, wenn sie sich nicht entschuldigen und diese Last mit sich tragen. Diese Belastung wirkt sich nicht nur auf mentaler Ebene aus, sondern führt auch zu körperlichen Auswirkungen. Demnach steigt nicht nur der Anteil an Stresshormonen im Körper, sondern auch der Cholesterinspiegel. Teilweise kann es laut Wolf sogar zu körperlichem Schmerz kommen.[1]

Außerdem kann das Selbstwertgefühl unter dem Fehlverhalten leiden. Das kann wiederum in Selbstvorwürfen, Schuld- und Schamgefühlen münden. Ganz häufig passt das Fehlverhalten nicht zum Selbstbild einer Person, was zu »kognitiver Dissonanz« führen kann.

Kognitive Dissonanz

Kognitive Dissonanz beschreibt den Konflikt, der entsteht, wenn eine Person zwei oder mehr widersprüchliche Gedanken, Einstellungen oder Überzeugungen hat oder wenn ihre Überzeugungen mit ihren Handlungen nicht übereinstimmen. Dieser Zustand der Unstimmigkeit kann Unbehagen oder Spannung verursachen, da die Person den Wunsch hat, konsistent zu sein, und inkonsistente Gedanken oder Verhaltensweisen reduzieren oder eliminieren möchte.

Die Auseinandersetzung mit den eigenen Fehlern und der eigenen Unzulänglichkeit ist für Menschen sehr unangenehm, weshalb manche es vermeiden, sich selbst zu reflektieren. Denn das kann Stress verursachen und am Selbstwertgefühl nagen. Zu einer Entschuldigung gehört jedoch im ersten Schritt, sich das eigene Fehlverhalten einzugestehen. Teilweise ist dieser Prozess für unsere Psyche eine echte Herausforderung und manchmal auch eine Belastung. Insbesondere dann, wenn Menschen sonst sehr darauf bedacht sind, Rücksicht zu nehmen.

Nonpologys oder gar das Vermeiden einer Entschuldigung kann neben der wahrgenommenen Bedrohung des Selbstwertgefühls noch weitere Ursachen haben. Die Psychologin Karina Schumann von der University of Pittsburgh benennt als häufigen Grund, dass Menschen Entschuldigungen oft als peinlicher und unangenehmer einschätzen, als sie in der Realität sind. Außerdem unterschätzen viele die Chance auf eine Versöhnung. Laut Schumann gehen Menschen eher davon aus, dass ihnen nicht vergeben wird oder sich die Situation sehr unangenehm gestaltet. Um sich nicht in eine solche Situation zu bringen, vermeiden einige das Entschuldigen ganz. Das fehlende Interesse an dem Gegenüber oder der Beziehung zu der anderen Person ist ebenfalls ein Grund, warum sich Menschen gar nicht oder nicht aufrichtig entschuldigen. Die wohl häufigste Ursache ist, dass Scham- und Schuldgefühle das Selbstwertgefühl bedrohen. Menschen, die von Natur aus ein eher schwaches Selbstwertgefühl oder sogar, ganz im Gegenteil, ein sehr ausgeprägtes Selbstwertgefühl haben und narzisstisch veranlagt sind, fallen aufrichtige Entschuldigungen besonders schwer, so Schumann.[2]

Studien zeigen, dass sich Frauen häufiger entschuldigen und dass es ihnen auch wesentlich leichterfällt als Männern. Dafür fällt es Frauen schwerer, zu vergeben. Sie sind oft nachtragender. Zudem zeigen Untersuchungen, dass ältere Menschen schneller vergeben als jüngere.[3]

Letztendlich ist es von entscheidender Bedeutung, sich aufrichtig zu entschuldigen. Nonpologys, also nicht aufrichtige Entschuldigungen, können sich negativ sowohl auf zwischenmenschliche Beziehungen als auch auf die psychische und körperliche Gesundheit der beteiligten Personen auswirken. Zunächst einmal können Nonpologys das Vertrauen zwischen den Beteiligten untergraben, da sie als unaufrichtig oder manipulativ wahrgenommen werden können. Wenn jemand eine Entschuldigung erwartet, aber stattdessen eine Nonpology erhält, kann dies das Vertrauen in die Ehrlichkeit und Aufrichtigkeit der Person erschüttern. Ebenfalls kann es dazu führen, dass sich die Person, die die Entschuldigung erwartet, nicht respektvoll behandelt fühlt. Die Abnahme des Vertrauens kann zu einem erhöhten Konfliktniveau führen und die Beziehung weiter belasten. Dies wiederum kann negative Emotionen, wie Wut, Frustration oder Enttäuschung, bei den Betroffenen hervorrufen und anhaltenden Stress und psychische Belastungen verursachen.

Chronischer Stress wiederum kann das Risiko von Herz-Kreislauf-Erkrankungen erhöhen, das Immunsystem schwächen und die allgemeine Gesundheit beeinträchtigen. Demnach sind fehlende oder unechte Entschuldigungen für alle beteiligten Personen eine Belastung.

Wortmedizin

Was macht eine aufrichtige Entschuldigung aus und wie gehen Sie mit Nonpologys am besten um? Das nehmen wir jetzt gemeinsam unter die Lupe.

Roy Lewicki ist Professor für Wirtschaftsethik und Sozialpsychologe an der Ohio State University in den USA. In einer Studie hat er sechs Komponenten identifiziert, die es für eine aufrichtige Entschuldigung braucht. Insgesamt 755 Teilnehmende wurden in zwei Experimenten befragt und beobachtet. Die Testpersonen nahmen vor allem die Entschuldigungen als besonders aufrichtig und ehrlich wahr, die alle sechs Komponenten enthielten.[4] Diese sechs Komponenten[5] einer aufrichtigen Entschuldigung sind:

- Bedauern ausdrücken
- erklären, was »falsch« gemacht wurde bzw. was nicht gut gelaufen ist
- Verantwortung übernehmen
- Reue zeigen
- Wiedergutmachung anbieten
- um Verzeihung bitten

Mit diesen Komponenten könnte Salvatore sich bei Amir zum Beispiel so entschuldigen: »Du Amir, es tut mir aufrichtig leid. Ich habe mich dir gegenüber nicht zuverlässig und fair verhalten. Das hätte ich als dein Kumpel machen sollen und das bedaure ich. Es war nicht richtig, die Heckenschere so lang zu behalten und viel zu spät zu unserem Treffen zu kommen. Beim nächsten Mal werde ich dir deine Sachen schneller zurückbringen und auch zu unseren Treffen pünktlich erscheinen. Ich bitte dich um Entschuldigung.«

Längere und ausführlichere Entschuldigungen werden als glaubwürdiger wahrgenommen als ein kurzes »Oh, sorry«. Bei einer aufrichtigen Entschuldigung sollte auf Rechtfertigung verzichtet werden. Vermeiden Sie Worte wie »aber« oder »wenn«. Denn diese Worte eröffnen eine klassische Nicht-Entschuldigung: »Wenn du immer deine Sachen liegen lässt ...« oder »Es tut mir leid, aber du bist auch schon einmal zu spät gekommen ...« Entschuldigungen sollten bestenfalls so zeitnah wie möglich nach dem Ereignis erfolgen. Es spricht allerdings nichts dagegen, sich auch nach Jahren noch zu entschuldigen, wenn es einem zuvor nicht gelungen ist.

Wenn sich bei einer Person aufrichtig entschuldigt wird, begünstigt das die Ausschüttung von Oxytocin. Oxytocin ist ein Hormon und Neurotransmitter, der im Gehirn produziert wird. Es spielt bei sozialen Interaktionen, Empathie, Vertrauen und zwischenmenschlicher Verbundenheit eine Rolle.

Eine aufrichtige Entschuldigung ist oft mit einer Verbindung zu anderen verbunden, die Empathie, Verständnis und das Gefühl vermittelt, dass die Beziehung wiederhergestellt oder gestärkt wird. Diese sozialen Interaktionen und das Gefühl der Verbindung können die Freisetzung von Oxytocin stimulieren. Wenn jemand eine aufrichtige Entschuldigung erhält und dadurch Oxytocin freigesetzt wird, kann dies das Wohlbefinden steigern, negative Emotionen, wie Wut oder Groll, reduzieren und das Vertrauen in die Beziehung wiederherstellen.

Bei Entschuldigungen ist es nicht nur wichtig, sie aufrichtig zu meinen und klar zu formulieren. Es ist ebenfalls von großer Bedeutung, dass die Person, bei der sich entschuldigt wird, auch bereit ist, die Entschuldigung anzunehmen. Denn nachtragendes Verhalten ist oft eine Form von Machtdemonstration. Vergeben bedeutet nicht, dass man den Fehler der anderen Person plötzlich gutheißt oder in Ordnung findet, was geschehen ist. Vergeben bedeutet, Wut, Groll oder andere negative Emotionen loszulassen.

Nicht zu verzeihen, ist für beide Seiten eine große Belastung: Die Person, die sich entschuldigt, ist darauf angewiesen, dass ihre Entschuldigung angenommen wird, und die Person, bei der sich entschuldigt wird, muss über ihren Schatten springen, obwohl sie womöglich vorher sehr verletzt wurde.

Diplom-Psychologin Dr. Doris Wolf klärt über die Folgen auf, wenn Menschen nicht verzeihen. Manche Menschen greifen zu Suchtmitteln, um den Schmerz zu »betäuben« oder endlich mal »abschalten« zu können. Anderen Personen wiederum schlägt die Situation auf den Magen und sie entwickeln Magen-Darm-Probleme. Manche klagen über Kopfschmerzen, Muskelverspannungen, Erschöpfung oder Herz-Kreislauf-Probleme. Menschen schaden sich vor allem selbst, wenn sie einer anderen Person nicht verzeihen.[6] Dann tut die Situation gleich doppelt weh. Wir sollten uns vor allem selbst den Gefallen tun und vergeben. Wenn das noch ein Schritt zu weit ist, kann der erste Schritt Akzeptanz sein. Versuchen Sie, das Geschehene zu akzeptieren. Es ist geschehen und kann nicht mehr geändert werden. Wir können lediglich ändern, wie wir damit umgehen.

2019 wurden 128 Studien ausgewertet, um herauszufinden, welche körperlichen Auswirkungen es hat, wenn jemandem nicht verziehen wird. Es zeigt sich, dass diese Menschen ein höheres Risiko für Bluthochdruck, Autoimmunerkrankungen, einen hohen Cholesterinspiegel, diffuse Schmerzen und chronischen Stress haben.[7]

Vergebung ist auch deshalb so wichtig, weil verletzte Menschen wiederum andere verletzen. Wenn wir verletzt sind, neigen wir schneller dazu, anderen unrecht zu tun, meistens vollkommen unbewusst. Die REACH[8]-Methode ist eine Strategie, die verwendet werden kann, um Vergebung zu praktizieren und einen Prozess der

Heilung und Versöhnung einzuleiten. Der Begriff »REACH«steht für fünf Schritte, die nacheinander durchlaufen werden:

- **Recall the Hurt** (Sich an den Schmerz erinnern): Erinnern Sie sich bewusst an die Verletzung oder den Schmerz, den Sie erlebt haben. Erlauben Sie sich, die Emotionen zu spüren und die Verletzung anzuerkennen, die die Handlungen oder Worte der anderen Person verursacht haben.
- **Empathize with the Offender** (Mit dem Verursacher mitfühlen): Nun versuchen Sie, sich in die Person hineinzuversetzen, die die Verletzung verursacht hat. Überlegen Sie, welche Umstände oder Motive möglicherweise zu dem Verhalten geführt haben könnten, und versuchen Sie, Verständnis und Mitgefühl für die Situation zu entwickeln.
- **Altruistic Gift of Forgiveness** (Selbstloses Geschenk der Vergebung): In diesem Schritt entscheiden Sie sich bewusst und aktiv dafür, der anderen Person zu vergeben, unabhängig davon, ob sie um Vergebung gebeten hat oder nicht. Erkennen Sie an, dass Vergebung ein Geschenk ist, das Sie sowohl sich selbst als auch der anderen Person machen.
- **Commit to Forgive** (Sich zur Vergebung verpflichten): Nachdem Sie sich für Vergebung entschieden haben, verpflichten Sie sich dazu, diesen Entschluss auch tatsächlich umzusetzen. Entscheiden Sie sich, den Groll und die negativen Emotionen loszulassen und aktiv an der eigenen »Heilung« zu arbeiten.
- **Hold onto Forgiveness** (An der Vergebung festhalten): Im letzten Schritt ist es wichtig, an der Vergebung festzuhalten und sich bewusst dafür zu entscheiden, nicht in alte Muster von Groll oder Rache zurückzufallen. Erkennen Sie an, dass Vergebung ein fortwährender Prozess ist, der Geduld, Mitgefühl und Selbstreflexion erfordert.

Die REACH-Methode dient vor allem dazu, Ihren eigenen Frieden mit der Situation zu finden. Insbesondere dann, wenn sich eine Person nicht entschuldigt und Sie selbst noch eine Verletzung spüren. Sie ist ein Mittel aus der Hausapotheke, mit dem Sie sich selbst versorgen können.

Bei alldem ist wichtig, dass sich nicht ständig entschuldigt wird. Das Wort »Entschuldigung« wird im Alltag inflationär benutzt. Sich ständig zu entschuldigen, kann zwar gut gemeint sein, birgt aber gleichzeitig einige Risiken. Erstens kann übermäßiges Entschuldigen dazu führen, dass die Entschuldigungen an Bedeutung verlieren. Wenn jemand sich zu oft entschuldigt, kann es schwierig sein, zwischen echten, aufrichtigen Entschuldigungen und bloßen Höflichkeitsfloskeln zu unterscheiden. Zweitens kann übermäßiges Entschuldigen das Selbstwertgefühl beeinträchtigen. Entschuldigen Sie sich für Dinge, die möglicherweise außerhalb Ihrer eigenen Kontrolle liegen, oder für kleine Fehler, die keine große Auswirkung haben, signalisieren Sie implizit, dass Sie nicht genug Selbstvertrauen haben.

Alltagscheck

Achten Sie in Ihrem Alltag einmal darauf, wie oft Sie sich entschuldigen und wofür. Wann entschuldigen Sie sich wirklich aufrichtig? Wann eher nebenbei und wie oft wird sich bei Ihnen entschuldigt?

Kommen wir auf unser Beispiel zurück: Wie hätte Amir auf Salvatores Nonpologys gut reagieren können? Wie hätte er eine gesunde Grenze für sich ziehen können? Amir könnte Salvatore spiegeln, wie er sich mit seiner Nicht-Entschuldigung fühlt, und seine Bitte noch einmal klar formulieren: »Es fühlt sich für mich gerade nicht so an, als würdest du dich aufrichtig bei mir entschuldigen und mich ernst nehmen, zumal du mich als unentspannt bezeichnest. Ich möchte mich auf dein Wort verlassen können und bitte dich, mir meine Heckenschere zurückzugeben.«

Alternativ kann Amir aufzeigen, welche Konsequenzen Salvatores Verhalten für ihn hat: »Ich habe den Eindruck, dass ich mich nicht auf dich verlassen kann, Salvatore. Das ist mir allerdings in einer Freundschaft sehr wichtig. Auch auf die Gefahr hin, dass du das jetzt nicht richtig nachvollziehen kannst, werde ich dir zukünftig nichts mehr leihen.«

Amir kann auch das Verhalten von der Person bewusst trennen, insbesondere, wenn er Salvatore noch einmal deutlich machen möchte, wie sehr er ihn mag und nicht möchte, dass solche Ereignisse zwischen ihnen stehen: »Salvatore, du weißt, dass ich dich mag und sehr gern Zeit mit dir verbringe. Mit dem Zuspätkommen und dem ständigen Vergessen meiner Sachen komme ich nicht klar. Ich möchte, dass wir dafür eine Lösung finden.«

Hier finden Sie Beispielsätze, wie Sie auf eine Nonpology reagieren können:

- »Es fühlt sich für mich gerade nicht so an, als würdest du es aufrichtig meinen.«
- »Ich habe den Eindruck, dass du keine Verantwortung für die Situation übernimmst, weil …
- »Gerade fühle ich mich nicht ernst genommen von dir. Die Situation war wirklich schwierig für mich, weil …«
- »Ich möchte die Entschuldigung gerade nicht annehmen, weil ich den Eindruck habe, dass sie nicht aufrichtig ist.«
- »Mir fällt es gerade schwer, die Entschuldigung anzunehmen, weil … «

Achten Sie bei den Sätzen darauf, dass das Gespräch konstruktiv bleibt und nicht vorwurfsvoll oder beleidigend wird. Versuchen Sie, Ihrem Gegenüber Ihre Perspektive klar, konkret und respektvoll deutlich zu machen. Setzen Sie Ihre Grenzen. Wenn Sie Angst haben, jemanden vor den Kopf zu stoßen, oder mit bestimmten Einwänden rechnen, nutzen Sie das Sprachmuster »auf die Gefahr hin«. So, wie es Amir im zweiten Beispiel getan hat. Sie beginnen den Satz mit »Auf die Gefahr hin, dass …« und benennen anschließend, was Sie befürchten, z. B.: »Auf die Gefahr hin, zu penibel zu wirken, ist es mir trotzdem wichtig, dass wir das Schreiben ein viertes Mal überarbeiten.«

Je häufiger Sie Nonpologys akzeptieren und annehmen, desto öfter wird Ihnen ein solches Verhalten entgegengebracht. Versuchen Sie, Gedanken wie »Ich will ja nicht übertreiben« oder »Vielleicht mache ich auch aus einer Mücke einen Elefanten« loszulassen. Wenn Sie ein Verhalten nicht in Ordnung finden oder sich verletzt fühlen, dann sind das Ihre individuellen Grenzen, die Sie dringend wahren sollten. Achten Sie bei alldem darauf, dass Sie nur Verhaltensweisen von anderen Menschen fordern, die Sie auch selbst umsetzen. Ein dauerhafter Umgang mit Menschen, die sich grenzüberschreitend verhalten und sich nicht aufrichtig entschuldigen, ist nicht gesund.

6

»Es ist alles super!«
Passiv-aggressive Kommunikation

»Wollen wir am Wochenende ins Kino gehen oder einen gemütlichen Fernsehabend zu Hause machen?«, fragt Melanie ihren Mann Thomas. Sie sitzen gerade beim Abendessen zusammen. So wie jeden Abend gibt es frisches Brot und vielerlei Kleinigkeiten zum Belegen. Wie so oft sprechen sie gemeinsam über die kommenden Tage.

Thomas überlegt kurz und sagt: »Ich bin für einen gemütlichen Fernsehabend. Wir könnten Pizza bestellen.« Thomas grinst und beißt in sein Käsebrot.

Melanie scheint unterdessen weniger begeistert und erwidert: »Wir waren so lange nicht mehr gemeinsam aus, Tommi.«

Ohne aufzuschauen, sagt er schmunzelnd: »Ich gehe jeden Tag aus, wenn ich ins Büro muss. Das reicht mir.« Mit vollem Mund fügt er noch hinzu: »Aber wenn du unbedingt ins Kino willst, dann gehen wir halt ins Kino. Was kommt denn überhaupt?«

»Ach, es ist doch völlig egal, was im Kino kommt. Es geht doch um die gemeinsame Zeit«, winkt Melanie ab, »aber wenn du lieber auf dem Sofa rumliegen willst, ist das okay für mich.«

Das Argument mit der Zeit versteht Thomas nicht so recht. Wenn sie gemeinsam auf dem Sofa liegen und einen Film schauen, verbringen sie schließlich auch gemeinsam Zeit. Thomas schaut

Melanie an und spürt, dass sie von seiner Idee nicht so begeistert ist wie er: »Wir können auch ins Kino gehen, Schatz.«

Ohne Thomas anzuschauen, sagt Melanie: »Ne, ne, Pizza und Couch sind super.«

Thomas ist verunsichert. Da ist dieser Unterton, den er bereits kennt. Er startet einen erneuten Versuch: »Bist du dir sicher? Es wäre für mich wirklich okay, wenn wir ins Kino gehen, wenn es dir wichtig ist.«

»Ne, wir machen es so, wie du willst. Sofa und Pizza. Das passt schon.«

Melanie beißt erneut in ihr Brot und wird still.

In diesem Dialog äußert sich Melanie passiv-aggressiv gegenüber Thomas. Sie möchte eigentlich ins Kino gehen, macht Thomas aber zwei Vorschläge, um ihm die (scheinbare) Wahl zu lassen: ein klassischer Anfang eines passiv-agressiven Dialogs. Melanie stimmt im Verlauf des Gesprächs widerwillig dem Sofaabend zu, ohne wirklich davon überzeugt zu sein. Sie ist enttäuscht, dass Thomas sich für den gemütlichen Fernsehabend entschieden hat.

Passiv-aggressive Kommunikation

Passiv-aggressive Kommunikation ist eine indirekte und nicht offene Art der Interaktion, bei der negative Gefühle wie Unzufriedenheit auf subtile Weise ausgedrückt werden. Anstatt offen Konflikte, andere Bedürfnisse oder Meinungsverschiedenheiten anzusprechen, wird der Unmut durch indirekte Bemerkungen, scheinbare Zustimmung oder nonverbale Signale gezeigt.

Passiv-aggressive Kommunikation kann sich sehr unterschiedlich äußern. Eine Form dieser Kommunikation sind indirekte Äußerungen. Hier werden negative Botschaften vermittelt, ohne dass diese direkt ausgesprochen werden. »Oh, ich wusste nicht, dass du so beschäftigt bist. Dann hoffe ich mal, dass du noch Zeit für unser gemeinsames Projekt findest.«

Eine weitere Form passiv-aggressiver Kommunikation sind Ironie und Sarkasmus. Durch eine ironische Bemerkung wird beispielsweise Kritik verpackt. Hierbei ist relativ offensichtlich, dass die Bemerkung nicht ernst gemeint ist. »Oh, du kommst zu spät zum Meeting. Das passiert ja nur jeden Tag.«

Auch versteckte Anspielungen können eine Form passiv-aggressiver Kommunikation sein: subtile Anmerkungen oder Anspielungen, die dazu dienen, Kritik zu äußern oder den eigenen Frust loszuwerden. Auch hier wird die Kritik oder der Frust nicht direkt verbalisiert. »Es wäre schön, wenn auch andere Menschen sich mal verantwortlich fühlen würden, die Kaffeebohnen aufzufüllen. Aber wahrscheinlich ist das zu viel verlangt.«

Passiv-aggressives Verhalten kann sich auch dadurch zeigen, dass Personen ihre Arbeit absichtlich langsam oder sogar unzureichend erledigen. Oder durch »sich dumm stellen«, sehr knappe Antworten oder in scheinbarer Zustimmung ohne innere Überzeugung, wie zum Beispiel:

- »Ne, das ist super!«
- »Ja, ja, das machen wir so.«
- »Das passt schon.«
- »Ihr macht das schon.«
- »Mir geht es gut damit.«

Vor allem die Art und Weise, wie diese Zustimmung gegeben wird, lässt darauf schließen, dass das Gesagte nicht ernstgemeint ist.

Die Gründe für passiv-aggressive Kommunikation sind sehr vielfältig. Nicht immer steckt eine negative Absicht dahinter. Rainer Sachse ist Professor für Klinische Psychologie und Psychotherapie und leitet das Institut für Psychologische Psychotherapie (IPP) in Bochum. Er erklärt, dass es Menschen, die sich passiv-aggressiv verhalten, oftmals darum geht, die eigenen Grenzen vor Übergriffen und Abwertungen anderer zu schützen. Da sie dies nicht aktiv schaffen, versuchen sie, sich passiv oder gar manipulativ zu schützen. Häufig stecken hinter diesem Verhalten ein Autonomiebedürfnis und die Sorge, Kontrolle aus der Hand zu geben.[1] Wenn immer wieder Grenzen überschritten werden, wird das als Abwertung der eigenen Person wahrgenommen. Dadurch nimmt das Streben nach Anerkennung und Respekt zu. Das wird durch passiv-aggressive Kommunikation zu erreichen versucht.[2]

Menschen, die sich passiv-aggressiv verhalten, sind konfliktscheu, haben oftmals nicht gelernt, die eigenen Bedürfnisse zu äußern, Grenzen zu setzen oder Probleme zu kommunizieren. Diese Verhaltensweisen dienen dann als Vermeidungsstrategie. Häufig zeigt sich passiv-aggressives Verhalten auch in Feedbacksituationen. Wenn Menschen das Feedback auf ihre eigene Person beziehen, kann es zu passiv-aggressiver Kommunikation kommen, da die Kritik als Abwertung der eigenen Person oder der geleisteten Arbeit verstanden wird.

Wut und Ärger werden dabei stark kontrolliert und kaum nach außen gezeigt. Die Forschung geht davon aus, dass diese Verhaltensweisen bereits in der Kindheit geprägt wurden. Insbesondere Menschen, die in ihrer Kindheit keine gesunde Streitkultur erlebt haben, beispielsweise, wenn Problem- und Konfliktsituationen nicht im Dialog geklärt wurden, sondern die Strategie war, diese »totzuschweigen«, neigen zu passiv-aggressiven Verhaltensweisen. Gleiches gilt, wenn Kinder Wut- und Streitsituationen erlebt haben, in denen geschrien wurde oder sie körperliche Aggressionen erlebt haben, denn Kinder lernen das Konfliktverhalten von ihren Bezugspersonen und ahmen dieses nach.[3] Rainer Sachse vermutet, dass diese Kinder ihre Eltern als sehr dominant und grenzüberschreitend erlebt haben. Diese Erfahrung in der Kindheit führt häufig zu passiv-aggressiver Kommunikation im Erwachsenenalter.

Passiv-aggressive Kommunikation hat sowohl Auswirkungen auf diejenigen, die auf diese Weise kommunizieren, als auch auf die Personen, mit denen passiv-aggressiv kommuniziert wird. Menschen, die so kommunizieren, unterdrücken häufig ihre Bedürfnisse und Gefühle. Das führt zu einer Menge Stress im Körper. Durch die Unterdrückung und das passiv-aggressive Verhalten entsteht das, wovor sie sich besonders fürchten und was sie eigentlich vermeiden möchten: Konfliktsituationen.

Stressreaktionen zeigen sich sowohl auf körperlicher als auch auf psychischer Ebene. Auf körperlicher Ebene kann es zu Bluthochdruck, Diabetes, Herzerkrankungen, Magen-Darm-Problemen, Kopfschmerzen, Hauterkrankungen, Schlafstörungen oder Nierenschäden kommen. Auf psychischer Ebene kann dauerhafter Stress zu Suchterkrankungen, Angststörungen oder Depressionen führen.

Passiv-aggressive Verhaltensweisen haben Auswirkungen auf zwischenmenschliche Beziehungen aller Art. Menschen sind soziale Wesen und Zugehörigkeit ist ein psychologisches Grundbedürfnis. Es ist ein richtiger Teufelskreis: Menschen mit passiv-aggressiven Verhaltensweisen wollen Kontrolle und Anerkennung. Wenn sie das nicht bekommen, verhalten sie sich passiv-aggressiv. Durch diese Verhaltensweisen distanzieren sich andere Menschen und schenken erst recht keine Wertschätzung und Anerkennung. Das kann das Verhalten noch weiter verschärfen und Depressionen begünstigen. Unterdrückte Gefühle schaden Beziehungen sowohl beruflicher als auch privater Natur.

Personen, die passiv-aggressiv kommunizieren, haben oft ein geringes Selbstwertgefühl, ein schwaches Selbstbewusstsein und auch das Selbstvertrauen leidet sehr darunter.

Begriffsdefinitionen to go

Selbstvertrauen: »Ich traue mir etwas zu. Ich vertraue mir.«
Selbstbewusstsein: »Ich kenne mich und weiß, wer ich bin.«
Selbstwertgefühl: »Ich weiß, was ich wert bin.«
Selbstakzeptanz: »Ich akzeptiere mich so, wie ich bin.«
Selbstsicherheit: »Ich fühle mich sicher in mir.«

Die Schwierigkeiten, Nein zu sagen, die eigenen Grenzen zu wahren und Bedürfnisse zu äußern, nagen am Selbstwertgefühl. Die psychologische Forschung von Julia Friederike Sowislo und Ulrich Orth von der Universität Basel hat ergeben, dass ein geringes Selbstwertgefühl die Ursache von Depressionen sein kann.[4]

Menschen, die sich passiv-aggressiv verhalten, machen häufig die Erfahrung, dass sie sich auf sich selbst nicht verlassen können. Es kommt immer wieder zu Grenzüberschreitungen, weil sie ihre Grenzen nicht setzen und ihre Emotionen unterdrücken. Häufig machen sie sich selbst Vorwürfe. Manchen ist dieser Kreislauf gar nicht bewusst und sie machen ihre Mitmenschen verantwortlich. Sie empfinden sie als rücksichtslos, übergriffig und respektlos – vermeiden allerdings, den Dialog zu suchen. Häufig haben diese Personen auch sehr hohe Erwartungen an ihre Mitmenschen, die sie allerdings nicht kommunizieren. Dadurch werden sie immer wieder enttäuscht, was das passiv-aggressive Verhalten verstärken kann. Zudem erhöhen diese Erfahrungen das Misstrauen und die Unzufriedenheit.

Natürlich hat passiv-aggressive Kommunikation auch auf die Menschen Einfluss, die davon betroffen sind. Denn Menschen haben in der Regel ein gutes Gefühl dafür, ob die Botschaft wirklich so gemeint war oder nicht. Aus diesem Grund sind auch diejenigen, mit denen passiv-aggressiv kommuniziert wird, psychisch belastet. Das größte Problem ist, dass sie die Situation selbst schlecht auflösen können. Sie fragen häufig noch einmal nach: »Ist es wirklich okay für dich?«, und bekommen nur die Antwort: »Ja, ja, passt schon. Alles super.« Das kann zu Frustration, Verwirrung, Verunsicherung oder auch Wut führen. Menschen, die sehr harmoniebedürftig sind, verunsichert dieses Verhalten enorm. Das sorgt wiederum für Stress und führt dazu, dass sich dieser Stress auf psychischer und physischer Ebene bemerkbar macht. Diese Belastung ist sehr hoch und kann zu Ängsten führen und auch das Selbstwertgefühl schwächen. Viele Menschen wissen gar nicht mehr, was sie glauben sollen. Darunter leidet das zwischenmenschliche Vertrauen und auch das Vertrauen in die eigene Wahrnehmung. Bilde ich mir das wirklich nur ein? Schätze ich die Situation falsch ein? Vielleicht bin ich auch das Problem? Die Personen werden immer misstrauischer und sind verunsichert.

Wortmedizin

Wenn Sie merken, dass Sie manchmal selbst dazu neigen, passiv-aggressiv zu kommunizieren, gibt es verschiedene Tipps, die Ihnen dabei behilflich sein können, klarer zu kommunizieren. Versuchen Sie, sich zunächst selbst zu reflektieren:

* In welchen Situationen neigen Sie zu passiv-aggressiver Kommunikation?
* Welche Befürchtungen haben Sie? Was würde passieren, wenn Sie klar kommunizieren, was Sie wollen und was nicht?
* Was würde Ihnen helfen, klarer zu kommunizieren?

Im nächsten Schritt heißt es üben, üben, üben. Versuchen Sie, Ihre Grenzen und Bedürfnisse wahrzunehmen. Denn erst, wenn Sie diese selbst wahrnehmen, können Sie auch dafür einstehen. Anschließend können Sie daran arbeiten, Nein zu sagen, mit Konflikten umzugehen und Ihre Bedürfnisse zu äußern. Geben Sie sich dafür etwas Zeit. Hierbei handelt es sich nämlich um neue Fähigkeiten, die erst erlernt werden dürfen. Machen Sie sich zeitgleich bewusst, dass Konfliktsituationen nie richtig angenehm sein werden.

Melanie aus unserem Beispiel könnte beim nächsten Mal in das Gespräch mit Thomas einsteigen und sagen, dass sie sich wünscht, mal wieder mit ihm auszugehen. Das Gespräch wäre höchstwahrscheinlich ganz anders gelaufen.

Insbesondere zu Beginn kann es sehr hilfreich sein, solche Gespräche vorzubereiten. Was wünschen Sie sich von Ihrem Gegenüber? Formulieren Sie dann Ihren Wunsch, Ihre Bitte oder Ihr Gefühl mit einer Ich-Botschaft. Es kann sein, dass Sie das anfänglich Überwindung kostet. Sie können sich das vorstellen wie bei einem Kind, das das erste Mal auf einem Fahrrad sitzt. Das Kind muss erst einmal Vertrauen in sich und die eigenen Fähigkeiten entwickeln, dass es ihm gelingen wird, sicher zu fahren. Je häufiger das Kind die Erfahrung macht, dass es sicher Fahrrad fahren kann, desto mehr Vertrauen wird das Kind in die eigene Fähigkeit entwickeln. Hier ein paar Beispiele für solche Ich-Botschaften:

- »Ich brauche gerade etwas Zeit für mich. Können wir bitte später etwas zusammen machen?«
- »Ich fühle mich überfordert, wenn zu viele Menschen auf mich einreden.«
- »Ich bitte euch, die Kaffeebohnen aufzufüllen, wenn sie leer sind.«
- »Mir ist Pünktlichkeit sehr wichtig. Ich bitte euch, pünktlich zu den Meetings zu erscheinen.«

- »Ich merke gerade, dass ich mich mit der Lösung nicht so wohl fühle. Können wir bitte noch einmal darüber reden?«
- »Ich bin gerade sehr im Zwiespalt. Einerseits möchte ich das Wochenende mit meinen Freunden verbringen, andererseits will ich dich nicht allein lassen. Können wir bitte darüber reden?«
- »Ich habe Sorge, dass du nicht mehr genug Zeit für unser gemeinsames Projekt hast. Kannst du das nachvollziehen?«
- »Ich merke gerade, dass ich mir Unterstützung wünsche bei …«

Falls Sie bereits mit einem »Ja, alles super!« zugestimmt haben und es eigentlich nicht so meinten, ist das Kind noch nicht in den Brunnen gefallen. Es ist vollkommen in Ordnung, das Gesagte zu revidieren. Sie können dann so etwas sagen wie:

- »Ich habe noch einmal darüber nachgedacht und mir geht es doch nicht so gut mit der Entscheidung.«
- »Ich habe mich gestern nicht getraut zu sagen, dass es mir zu viel wird, die Aufgabe noch zusätzlich zu übernehmen. Ich möchte darüber gern noch einmal reden.«
- »Ich wollte mit dir noch einmal über unser Wochenende reden. Ich würde so gern mit dir ins Kino gehen.«

Wenn Sie mit Menschen in Kontakt sind, die dazu neigen, passiv-aggressiv zu kommunizieren, können Sie die Person direkt ansprechen bzw. noch einmal nachfragen:

- »Ich habe gerade den Eindruck, dass es nicht in Ordnung für dich ist.« (Sie können hier auch noch ergänzen, woran Sie das festmachen.)
- »Ich habe das Gefühl, dass du lieber ins Kino gehen würdest. Liege ich damit richtig?«
- »Was wünschst du dir gerade wirklich?«

- »Ich habe den Eindruck, dass es Unstimmigkeiten gibt. Können Sie mir bitte erklären, was genau Sie sich wünschen?«

Versuchen Sie, darauf zu achten, keine Vorwürfe oder Beschuldigungen zu formulieren. Empfehlenswerter ist es, lösungsorientiert und so empathisch wie möglich auf die andere Person einzugehen. Wenn Ihre Grenzen durch das Verhalten überschritten werden, ist es unabdingbar, sich selbst zu schützen:

- »Was möchtest du mir damit sagen?«
- »Bitte formulieren Sie konkret, was Sie sich wünschen.«
- »Was meinst du damit?«
- »Sag mir bitte direkt, was du möchtest.«
- »Was ist Ihre konkrete Erwartungshaltung an mich?«

Sie sind darauf angewiesen, dass sich die andere Person öffnet und mit Ihnen ehrlich über das Anliegen spricht. Es kann auch sein, dass sich die Person verschließt und bei ihrer Aussage bleibt, dass alles super und in Ordnung sei. Wenn sich die Situation zuspitzt, kann es auch zu einer Opfer-Täter-Umkehr kommen. Die Person dreht den Spieß um und macht sich selbst zum Opfer der Situation: »Vertraust du mir etwa nicht? Was soll denn das? Ich habe doch schon gesagt, dass es okay für mich ist.«

Es ist nicht empfehlenswert, diese Debatte zu führen. Versuchen Sie, sich aus der Situation zu befreien und für den Moment zu distanzieren.

7

»Nicht gemeckert ist genug gelobt«
Fehlende Wertschätzung

Heike arbeitet erst seit einem Monat in dem großen Modehaus mitten in der Altstadt. Sie liebt den Kontakt mit Kundinnen und Kunden. Täglich fühlt sie sich sicherer in der Beratung. Ihr ist es sehr wichtig, dass die Kleidungsstücke ordentlich gefaltet auf den Tischen ausliegen. Mit Adleraugen lässt sie ihren Blick über die Verkaufsfläche schweifen. Heike arbeitet schnell, zuverlässig und sorgfältig. Sie packt die Waren aus, kontrolliert die Umkleidekabinen und hält Ordnung im Laden. Mit der Filialleiterin Silke ist Heike noch nicht ganz warm geworden. Heike redet sich selbst beruhigend zu, dass manche Dinge eben etwas Zeit brauchen. Ihre Kollegin Eva gibt sich nicht ganz so viel Mühe beim Zusammenlegen der Ware. Eva erwähnt häufiger: »Man muss auch mal fünfe gerade sein lassen. Es dankt einem sowieso niemand.« Heike verwundern diese Aussagen immer ein wenig. Eva arbeitet schon seit Ewigkeiten im Modehaus und hat sich anscheinend damit abgefunden, dass ihre Arbeit nur wenig Wertschätzung erfährt.

Am heutigen Tag fasst sich Heike ein Herz und sucht den Dialog mit der Filialleiterin Silke: »Du, Silke«, setzt Heike an. Silke ist gerade dabei, sich durch einen dicken Ordner zu wälzen. Sie schaut auf.

»Was gibt's?«

Heike ist ein wenig verunsichert. »Ich wollte fragen, ob du zufrieden mit meiner Arbeit bist? Ich möchte mich gern weiterentwickeln und dabei würde mir dein Feedback sehr helfen. Ich bin ja auch noch relativ neu hier …«

Silke unterbricht Heike. »Wäre ich nicht zufrieden, würdest du es wissen.« Damit ist das Gespräch beendet. Heike beginnt allmählich zu verstehen, worauf Evas Bemerkungen abzielen.

40 Prozent aller deutschen Arbeitnehmerinnen und Arbeitnehmer vermissen eine angemessene Wertschätzung für ihre Arbeitsleistung. Das ergab die Job-Happiness-Studie 2022 von Xing.[1] Laut der EY-Job-Studie 2023 findet fast jede dritte Person keine Anerkennung für sich und die Arbeit.[2]

Das bekannte deutsche Sprichwort »Nicht gemeckert ist genug gelobt« weist seine Lücken auf. Lob, Wertschätzung und Anerkennung sind schließlich psychologische Grundbedürfnisse. Die Wichtigkeit von Wertschätzung wird von etlichen Studien seit Jahren bestätigt. Wertschätzung ist ein Gesundheitsfaktor und fehlende Wertschätzung somit ein Gesundheitsrisiko. Zusätzlich steigert Wertschätzung die Zufriedenheit, die Motivation, das Wohlbefinden, die Leistungsfähigkeit, das Selbstwertgefühl und das zwischenmenschliche Vertrauen. Je mehr wertschätzende Ereignisse Menschen pro Tag erleben, desto gelassener sind sie, wie Untersuchungen zeigen. Diese Gelassenheit begünstigt ein schnelles Abschalten von der Arbeit und einen erholsameren Schlaf.[3] Vielzählige Studien bestätigen, dass Menschen, die sich im Arbeitskontext wertschätzend behandelt fühlen, weniger krankheitsbedingte Fehlzeiten aufweisen. Menschen, die sich zu oft kritisiert und zu wenig wertgeschätzt fühlen, haben hingegen nachgewiesenermaßen ein erhöhtes Risiko für Depressionen und Herzerkrankungen.[4]

Forschende der Otto-von-Guericke-Universität in Magdeburg fanden heraus, dass sich die meisten Menschen vor allem in der Familie wertgeschätzt fühlen. Geringschätzungen erlebten die meisten befragten Personen eher im öffentlichen Raum, wie beispielsweise am Arbeitsplatz.[5]

Wertschätzung und Lob werden häufig fälschlicherweise synonym verwendet. Es handelt sich um zwei unterschiedliche Formen der Anerkennung und des positiven Feedbacks. Lob konzentriert sich auf spezifische Leistungen oder Handlungen einer Person und lobt deren Ergebnisse oder Verhalten, während Wertschätzung eine allgemeinere Form der Anerkennung ist, die die Person als Ganzes würdigt, unabhängig von ihren Taten. Lob betont das »Was« einer Leistung, während Wertschätzung das »Wer« einer Person würdigt.

Doch warum haben Wertschätzung oder auch Geringschätzung so gravierende Auswirkungen auf den Körper? Das liegt in erster Linie an der Hormonausschüttung. Wenn Menschen Wertschätzung erfahren, wird Dopamin ausgeschüttet.

Dopamin ist ein Neurotransmitter, also eine chemische Substanz, die im Gehirn produziert wird und die Kommunikation zwischen den Nervenzellen ermöglicht. Dopamin ist für eine Vielzahl von Funktionen im Gehirn verantwortlich, darunter Bewegungskoordination, Emotionen, Belohnung und Motivation. Umgangssprachlich wird Dopamin auch oft als »Botenstoff des Glücks«, »Glückshormon« oder »Motivationshormon« bezeichnet, da es an der Regulation von Belohnung und Freude beteiligt ist. Es ist wichtig für die Motivation und das Empfinden von Vergnügen bei verschiedenen Aktivitäten. Ein Mangel an Dopamin kann psychische Erkrankungen begünstigen. Bei fehlender Wertschätzung wird die Dopaminausschüttung im Körper reduziert und stattdessen werden vermehrt Stresshormone produziert. Studien zeigen, dass Dopamin nicht nur dann ausgeschüttet wird, wenn Menschen Wertschätzung erhalten, sondern auch, wenn sie andere Menschen anerkennen.[6]

Durch das Aussprechen von Wertschätzung werden Belohnungs- und Empathieareale im Gehirn aktiv. Und das menschliche Gehirn ist nahezu süchtig danach, anerkannt zu werden. Laut Prof. Dr. Joachim Bauer aktiviert aus neurobiologischer Sicht das Gehirn nichts so sehr, wie von anderen Menschen gesehen und anerkannt zu werden.[7]

Wertschätzung führt allerdings nicht nur zur Ausschüttung von Dopamin, auch Oxytocin wird vermehrt produziert und ausgeschüttet. Oxytocin ist ein Hormon und Neurotransmitter, das mit sozialen Bindungen, Empathie und Vertrauen in Verbindung gebracht wird. Wenn wir Wertschätzung erfahren oder anderen Wertschätzung zeigen, kann dies die Freisetzung von Oxytocin im Gehirn fördern.

Oxytocin wird oft als »Bindungshormon« oder »Kuschelhormon« bezeichnet, da es eine Rolle bei der Förderung von sozialer Verbundenheit und Vertrauen spielt. Wenn wir uns wertgeschätzt fühlen oder anderen unsere Wertschätzung zeigen, kann dies ein starkes Gefühl von Nähe und Verbundenheit erzeugen. Studien haben gezeigt, dass Oxytocin dazu beiträgt, positive soziale Interaktionen zu verstärken und das Vertrauen zwischen Menschen zu intensivieren. Es kann auch helfen, Stress zu reduzieren und Gefühle der Angst zu verringern, was wiederum zu einem gesteigerten Wohlbefinden beiträgt.[8]

Oxytocin stärkt nicht nur das Vertrauen in andere Menschen, sondern fördert auch das Selbstvertrauen, wenn wir uns wertschätzend uns selbst gegenüber verhalten.[9] Verhalten wir uns hingegen geringschätzig uns selbst gegenüber und sind übermäßig selbstkritisch, werden vermehrt Stresshormone ausgeschüttet. Der menschliche Körper braucht einen liebevollen und wertschätzenden Umgang. Kinder, die vernachlässigt wurden, zeigen eine wesentlich geringere Oxytocin-Ausschüttung als liebevoll aufwachsende Kinder.[10] Wenn Kinder gar keine Nähe und Anerkennung erhalten, kann dies sogar lebensbedrohlich werden. Menschen sind soziale Wesen und auf Nähe, Anerkennung und Wertschätzung angewiesen.

Neben Dopamin und Oxytocin werden auch die Endorphine aktiv. Endorphine sind eine Gruppe von körpereigenen Substanzen, die als Neurotransmitter fungieren und schmerzlindernde Eigenschaften haben. Sie gehören zur Familie der endogenen (körpereigenen) Opioidpeptide und werden hauptsächlich im zentralen Nervensystem produziert, insbesondere im Hypothalamus und in der Hirnanhangdrüse (Hypophyse). Die Hauptfunktion von Endorphinen besteht darin, Schmerz zu lindern oder zu blockieren, indem sie an spezifische Rezeptoren im Gehirn und im Rückenmark binden.

Endorphine können das Wohlbefinden steigern und ein Gefühl der Euphorie oder des Glücks vermitteln. Diese Effekte ähneln denen von opioiden Schmerzmitteln, wie Morphin oder Codein, jedoch werden Endorphine auf natürliche Weise im Körper produziert. Während körperlicher Aktivität, insbesondere bei Ausdauersportarten oder intensiven Übungen, können Endorphine freigesetzt werden. Auch in zwischenmenschlichen Begegnungen, z. B. bei herzlichen Umarmungen, gemeinsamem Lachen oder einem wertschätzenden Austausch, werden Endorphine ausgeschüttet. Außerdem haben sie eine entzündungshemmende Wirkung und stärken unser Immunsystem.

Vielleicht kennen Sie das Gefühl, nach einem wertschätzenden Gespräch richtig angespornt zu sein. Das liegt nicht nur am Dopamin, sondern kann auch am Adrenalin liegen. Adrenalin, auch bekannt als Epinephrin, ist ein Neurotransmitter und lebenswichtiges Hormon, das vom Nebennierenmark produziert wird. Es spielt eine entscheidende Rolle bei der Vorbereitung des Körpers auf Stresssituationen, indem es die Herzfrequenz und den Blutdruck erhöht, die Atemwege erweitert und die Freisetzung von Glukose zur

Energieversorgung steigert. Adrenalin ermöglicht es dem Körper, schnell und angemessen auf Gefahren oder Stress zu reagieren. Es fördert unsere Leistungsfähigkeit und Belastbarkeit.

Mitarbeitende, die regelmäßig aufrichtig Wertschätzung für ihre Arbeit erhalten, arbeiten effektiver und schaffen mehr. Ganz nebenbei haben sie sogar mehr Freude dabei. In manchen Fällen führt das Aussprechen von Wertschätzung zu Eustress, also positivem Stress. Daran wird deutlich: Stress ist nicht gleich Stress und somit nicht immer schlecht. Forschende sprechen auch gern von einer »Stressimpfung«. Denn Stress mobilisiert das Immunsystem und kann dabei helfen, an Herausforderungen zu wachsen.[11] Vielfältige Untersuchungen haben bereits gezeigt, dass Stress vor allem dann gesundheitsschädlich ist, wenn er dauerhaft da ist und als negativ wahrgenommen wird.

Bei fehlender Wertschätzung entsteht negativer Stress, die Stimmung ist gedrückt, der Antrieb reduziert und auch die Motivation lässt sich nur selten blicken. Menschen sind auf Wertschätzung angewiesen. Hierbei handelt es sich nicht um ein »Nice to have«, sondern um ein absolutes »Must-have«. Zu oft werden die Auswirkungen von Wertschätzung noch unterschätzt.

Wortmedizin

Für mehr Wertschätzung sind drei Schritte elementar, die ich Ihnen nachfolgend vorstellen möchte.

Schritt 1: Verhalten Sie sich wertschätzend: Wenn Sie sich selbst mehr Wertschätzung wünschen, dann sprechen Sie Wertschätzung aus, sowohl im privaten als auch im beruflichen Kontext. Wertschätzen Sie Teammitglieder, Führungspersonen, Familienmitglieder sowie Freundinnen und Freunde. Versuchen Sie, nichts von anderen Menschen zu verlangen, was Sie nicht selbst bereit sind zu geben. Ganz nebenbei profitieren Sie auch selbst von der Wertschätzung, die Sie geben. Denn auch das Aussprechen von Wertschätzung hat positive Auswirkungen auf die Gesundheit. Wertschätzendes Verhalten kann ganz unterschiedlich aussehen. Nachfolgend finden Sie eine kleine Auflistung:

- Hören Sie aktiv zu.
- Fragen Sie interessiert nach und zeigen Sie Interesse (natürlich nur, wenn Sie wirklich interessiert sind).
- Sprechen Sie Dankbarkeit aus.
- Seien Sie respektvoll.
- Bieten Sie Unterstützung an.
- Nehmen Sie sich Zeit.
- Zeigen Sie Offenheit gegenüber anderen Meinungen und Perspektiven.
- Verbalisieren Sie Ihre positiven Beobachtungen, nehmen Sie Dinge nicht immer als selbstverständlich wahr, z. B. wenn eine Kollegin die Tische im Meetingraum schön hergerichtet hat.

Achten Sie darauf, dass Sie Ihre Wertschätzung konkret, am besten anhand eines Beispiels, persönlich und zeitnah aussprechen. Die Wertschätzung sollte natürlich ehrlich gemeint sein. Ein einfaches »Super!« oder »Gut gemacht!« ist keine Wertschätzung.

Sie können sich beim Geben von Wertschätzung auch an den »5 Sprachen der Wertschätzung« orientieren. Dieses Konzept wurde von Gary Chapman und Paul White in ihrem Buch »Die 5 Sprachen der Mitarbeitermotivation«[12] vorgestellt. Die Idee basiert auf Chapmans ursprünglichem Konzept der »5 Sprachen der Liebe«,[13] das er auf zwischenmenschliche Beziehungen anwendete. In der Arbeitsplatzumgebung haben Chapman und White die Sprachen angepasst, um die Wertschätzung und Anerkennung am Arbeitsplatz zu fördern; sie können natürlich auch im privaten Kontext angewendet werden. Die 5 Sprachen der Wertschätzung am Arbeitsplatz sind:

1. **Worte der Anerkennung und Bestärkung** (Words of Affirmation): Dies beinhaltet wertschätzende Worte, Anerkennung und Ermutigung. Was schätzen Sie an der Person besonders? Was haben Sie beobachtet?
2. **Ungeteilte Aufmerksamkeit** (Quality Time): Dies bezieht sich darauf, dass man Zeit und Aufmerksamkeit für jemanden hat, sich mit der Person unterhält, zuhört und präsent ist. Ungeteilte Aufmerksamkeit ist in Zeiten der permanenten Reizüberflutung sehr viel wert.
3. **Gesten und Geschenke, die von Herzen kommen** (Tangible Gifts): Dies umfasst materielle oder immaterielle Geschenke, die zeigen, dass man an jemanden denkt und die Bemühungen schätzt. Nicht umsonst sagt man: »Kleine Freuden erhalten die Freundschaft.«
4. **Hilfestellung und Unterstützung** (Acts of Service): Das bedeutet, jemandem zu helfen, Aufgaben zu erledigen oder bei Projekten oder Problemen zu unterstützen. Wichtig ist hierbei, Unterstützung anzubieten und nicht einfach zu helfen. Denn das vorschnelle Handeln kann schnell als übergriffig wahrgenommen werden.
5. **Berührung** (Physical Touch): Berührungen können eine Form der Wertschätzung sein, solange sie angemessen und kulturell akzeptabel sind. Dies kann ein freundlicher Händedruck, eine Umarmung oder eine sanfte Berührung auf der Schulter sein. Hierbei ist allerdings, inbesondere im beruflichen Kontext, höchste Sensibilität geboten. Diese Sprache der Wertschätzung empfehle ich vor allem im privaten Bereich.

Aus wertschätzendem und freundlichem Verhalten können Wertschätzungsketten entstehen. Sie verhalten sich einer Person gegenüber besonders wertschätzend. Die Person, die Ihre Wertschätzung erhält, freut sich darüber und verhält sich einer anderen Person gegenüber wertschätzend. Menschen neigen oft dazu, Gutes, das ihnen widerfährt, unbewusst an andere Personen weiterzugeben. Das Schöne ist, dass wir jeden Tag die Person sein können, die eine Wertschätzungskette beginnt. Von unserer Wertschätzung profitieren dann in der Folge Menschen, die wir nicht einmal kennen. Außerdem können wir damit immer eine Inspiration für andere Menschen sein. Hier ein paar Beispiele für Wertschätzung:

- »Ich freue mich, dich zu sehen.«
- »Ich bin dankbar, dass es dich gibt.«
- »Ich schätze deine Zuverlässigkeit sehr. Ich weiß, dass ich mich auf dich verlassen kann, und das fühlt sich gut an.«
- »Sie bereichern das Team mit Ihrer Art.«
- »Ich finde bewundernswert, mit welcher Ruhe Sie die Meetings leiten.«
- »Die Gespräche mit dir tun mir immer sehr gut. Danke, dass du mir zuhörst.«
- »Deine Ideen bereichern unser Team. Vielen Dank für deine Inspirationen.«
- »Wenn ich mit dir Zeit verbringe, vergesse ich die Sorgen, die ich mir manchmal im Alltag mache.«
- »Ich fühle mich wohl in deiner Nähe.«
- »Ich bewundere deine Kreativität.«

Schritt 2: Selbstwertschätzung: Ein nächster wichtiger Schritt ist die Selbstwertschätzung. Manche Menschen sind auf der stetigen Suche nach Anerkennung und Wertschätzung. Sie machen die Erfahrung, dass sie sich nie genug wertgeschätzt fühlen. Denn niemand kann im Außen das kompensieren, was uns innerlich fehlt. Wenn Menschen sich selbst nicht ausreichend wertschätzen, wird keine Anerkennung von anderen Menschen jemals reichen. Es ist unabdingbar zu lernen, sich selbst wertzuschätzen. Selbstwertschätzung hat nicht nur gesundheitsförderliche Auswirkungen, sondern stärkt auch das Selbstwertgefühl. Die Möglichkeiten, sich selbst gegenüber wertschätzend zu verhalten, sind sehr vielfältig:

- Pflegen Sie liebevolle, innere Dialoge.
- Versuchen Sie, Ihren Wert nicht ausschließlich an Ihre Leistungen zu knüpfen – Sie sind mehr als die Dinge, die Sie leisten.
- Führen Sie ein Tagebuch, in dem Sie Dinge aufschreiben, für die Sie dankbar sind und die Sie an sich schätzen.
- Achten Sie auf Ihre Bedürfnisse und nehmen Sie Rücksicht darauf.
- Machen Sie sich selbst eine Freude.
- Vergeben Sie sich selbst Fehler.
- Etablieren Sie Selbstfürsorge in Ihren Alltag – was können Sie sich heute Gutes tun? Machen Sie es sich selbst nett, z. B. stellen Sie sich schöne Blumen hin, machen Sie sich selbst eine Wasserkaraffe mit Zitronenscheiben oder geben Sie sich beim Anrichten Ihres Tellers Mühe.
- Nehmen Sie Fortschritte wahr und feiern Sie diese.
- Nehmen Sie Komplimente, Wertschätzung und Anerkennung an.

Manches wird am Anfang vielleicht etwas ungewohnt sein oder sich komisch anfühlen. Geben Sie sich selbst ein wenig Zeit, Selbstwertschätzung zu üben und immer mehr zu etablieren. Es ist völlig normal, dass neue Dinge Zeit brauchen. Versuchen Sie, am Ball zu bleiben und zunächst eine wertschätzende Kleinigkeit in Ihrem Alltag zu etablieren. Damit tun Sie Ihrem Körper und Ihrer Psyche etwas Gutes.

Schritt 3: Was bedeutet Wertschätzung für Sie? Alle reden von Wertschätzung, doch was bedeutet das überhaupt für mich? Diese Frage dürfen Sie für sich persönlich beantworten. In welchen Momenten fühlen Sie sich besonders wertgeschätzt? Was ist Ihnen in puncto Wertschätzung wichtig? Für Sie bedeutet Wertschätzung vielleicht etwas ganz anderes als für Ihre Freundin oder Ihren Freund. Auch in Teams gehen die Definitionen von Wertschätzung oft auseinander. Jede Person hat eine andere Auffassung, was Wertschätzung konkret bedeutet und woran man wertschätzendes Verhalten erkennen kann. Definieren Sie Wertschätzung für sich.

Mehr Wertschätzung im Alltag

Was können Sie tun, um mehr Wertschätzung in Ihren Alltag zu etablieren? So, wie Sie planen, zum Sport zu gehen oder etwas anderes für Ihre Gesundheit zu tun, können Sie sich einen kleinen emotionalen Trainingsplan machen und schauen, wie Sie Wertschätzung mehr in Ihrem Alltag etablieren können, um somit Ihre Gesundheit zu fördern. Hier ein paar Inspirationen:

Date for one: Tragen Sie einmal pro Woche eine »Verabredung mit mir« in Ihren Kalender und machen Sie bewusst Dinge, die Ihnen Freude bereiten. Das stärkt Ihre Beziehung zu sich selbst. Auch wenn es nur 10–15 Minuten sind, jede Minute lohnt sich.

Erfolg des Tages oder Erfolg der Woche: Wertschätzen Sie Ihre eigenen Fortschritte und Erfolge. Schreiben Sie am Ende des Tages oder am Ende einer Woche Ihren persönlichen Erfolg oder Ihre vielen kleinen Erfolge auf. Versuchen Sie, auf die Kleinigkeiten im Alltag zu achten.

Hall of Fame: Schreiben Sie wertschätzende Worte auf, die Ihnen entgegengebracht werden, und speichern Sie liebevolle Nachrichten ab. Wenn Sie mal einen schlechten Tag haben und an sich selbst zweifeln, schauen Sie auf Ihre persönliche »Hall of Fame«.

Reflektieren Sie sich selbst: Inwiefern geben Sie Wertschätzung? Denken Sie daran: Wer anderen eine Blume sät, blüht selbst auf. Je mehr Sie säen, desto höher ist die Wahrscheinlichkeit, dass Sie etwas ernten können.

In einer Welt, die oft von Leistung und Erfolg geprägt ist, vergessen wir manchmal, dass unser wahrer Wert nicht nur in dem liegt, was wir tun, sondern in dem, wer wir sind. Jede:r von uns verdient es, wertgeschätzt zu werden – nicht nur von anderen, sondern vor allem von sich selbst. Sich selbst wertzuschätzen bedeutet, die eigenen Stärken und Schwächen anzuerkennen und sich mit allen Facetten zu akzeptieren. Denn wenn wir beginnen, uns selbst mit liebevollen Augen zu sehen, strahlen wir diese Haltung auch nach außen aus. Es ist ein Kreislauf der Positivität, der nicht nur unser eigenes Leben bereichert, sondern auch das unserer Mitmenschen.

8

»Ich komme nicht an sie ran!« Stonewalling

Paulina lässt sich seufzend auf Naomis Sofa fallen: »Ich weiß einfach nicht mehr, was ich machen soll«, klagt sie Naomi ihr Leid, »ich komme einfach nicht mehr an sie ran!«

»Versuch doch noch mal, mit Fiona zu reden«, rät Naomi, als sie Paulina einen frischen Pfefferminztee auf den kleinen Beistelltisch stellt.

»Das habe ich schon probiert. Ich habe den Eindruck, dass sie mir aus dem Weg geht«, sagt Paulina und pustet auf ihren dampfenden Tee, »ich bekomme ja gar nicht die Chance, mit ihr zu reden.« Mittlerweile klingt Paulina schon ein wenig wütend.

Naomi schaut sie nachdenklich an: »Hm, normalerweise ist Fiona doch gar nicht so.«

Fiona, Naomi und Paulina sind seit Jahren Freundinnen. Sie kennen sich schon eine gefühlte Ewigkeit. Seit ein paar Wochen herrscht eine komische Stimmung zwischen Fiona und Paulina. Die Situation ist für Paulina sehr belastend. Sie hat bereits mehrfach versucht, Kontakt zu Fiona aufzunehmen, um mit ihr über die Situation zu sprechen, doch sie hat den Eindruck, nicht zu Fiona durchzudringen. Paulina vermutet, dass Fiona enttäuscht von ihr ist, weil sie die letzten Treffen abgesagt oder verschoben hat. Dabei hatte das nie etwas mit Fiona zu tun. Paulina hat Anfang des

Monats eine Führungsposition in dem Unternehmen bekommen, in dem sie schon seit einigen Jahren arbeitet. Darauf ist sie sehr stolz und zugleich ist sie sehr gefordert, sich einzuarbeiten. Sie hat das Gefühl, sich erst noch beweisen zu müssen. Paulina hat viele Überstunden geschoben und war dann am Abend immer hundemüde. Das war der Grund für ihre Absagen.

»Hm, vielleicht habe ich das nie so klar gesagt«, überlegt Paulina, als sie Naomi die ganze Situation schildert. »Aber das ist doch noch kein Grund, mich zu ignorieren«, sagt Paulina im gleichen Atemzug. Sie nimmt einen Schluck von dem abgekühlten Pfefferminztee und schaut aus dem Fenster.

Das, was Paulina beschreibt, ist »Stonewalling«. Umgangssprachlich ist Stonewalling auch als »Mauern« bekannt. Hier blockiert oder unterbricht eine Person während oder nach einer Kommunikations- oder Konfrontationssituation den Fluss der Interaktion. Dies geschieht oft durch Schweigen, Ignorieren oder das Verweigern jeglicher Reaktion auf die Anliegen oder Argumente der anderen Person. Der Begriff stammt aus der Psychologie und wird häufig in zwischenmenschlichen Beziehungen, insbesondere in Konfliktsituationen, verwendet.

Stonewalling ist nicht zwangsläufig ein Zeichen von Desinteresse, sondern dient oft, auch unbewusst, der Verteidigung oder dem Selbstschutz, um unangenehme Kommunikationssituationen zu vermeiden oder sich vor emotionalen Verletzungen zu schützen. Menschen, die sich beispielsweise mit (unangenehmen) zwischenmenschlichen Interaktionen überfordert fühlen oder nicht wissen, wie sie mit einer Situation umgehen können, nutzen Stonewalling als eine Form des Rückzugs. Hierbei geht es oft nicht so sehr darum, der anderen Person zu schaden oder jemanden »zappeln« zu lassen. Vielmehr geht es beim Stonewalling um den Selbstschutz bei einer absoluten Überforderung mit der Situation und die Hoffnung, dass

»Gras über die Sache wächst«. Die Angst vor der Reaktion einer anderen Person ist häufig sehr groß. Aus diesem Grund wird jeglichen Formen möglicher Konfrontation aus dem Weg gegangen. Häufig besteht der Wunsch, dass es zu keinem Streit kommt und von allein alles wieder gut wird.

Wenn eine Person absichtlich den Kontakt abbricht, um beispielsweise Macht auszuüben, wird das als »Silent Treatment« bezeichnet. Häufig soll so der eigene Unmut kundgetan und dem Gegenüber gezeigt werden, dass es etwas falsch gemacht hat, ohne es anzusprechen. Die Person, die das »Silent Treatment« anwendet, ignoriert die andere Person komplett, antwortet nicht auf ihre Nachrichten und geht bei Anrufen auch nicht ans Telefon. Für die andere Person ist das eine enorme psychische Belastung. Dieses Verhalten ist eine Form von passiv-aggressivem Verhalten und zeigt häufig eine Überforderung mit der Konfliktsituation. Insbesondere Menschen, die nicht gelernt haben, gesund mit Konfliktsituationen umzugehen, reagieren mit solchen Verhaltensweisen.

Stonewalling insgesamt kann sich auf sehr unterschiedliche Arten und Weisen zeigen:

- kurze oder oberflächliche Antworten
- aus dem Weg gehen
- Gespräche immer wieder verschieben
- ablenken vom Thema
- nicht über die Gedanken und Gefühle sprechen können (sich blockiert fühlen)
- schweigen
- emotionale Distanzierung, z. B. indem sich jemand nicht mehr aus tiefstem Herzen mitfreut
- passive und abwartende Haltung
- Thema wird nach dem Rückzug nicht mehr aufgegriffen

- Strategie »Gras über die Sache wachsen lassen«
- wenig Blickkontakt

Der Psychologe John M. Gottman beschreibt das »Mauern« als einen von vier apokalyptischen Reitern. Die »Apokalyptischen Reiter« beschreiben bestimmte Verhaltensweisen in Beziehungen, die eine negative und destruktive Wirkung auf eine Partnerschaft oder andere Formen zwischenmenschlicher Beziehungen haben können.

Apokalyptische Reiter[1]

1. Apokalyptischer Reiter: Kritik
Die Kommunikation ist geprägt von Vorwürfen, Schuldzuweisungen, Beschuldigungen und Anklagen.

2. Apokalyptischer Reiter: Verachtung/Geringschätzung
Die Kommunikation ist geprägt von Sarkasmus, Zynismus, Beleidigungen, abfälligen Bemerkungen und Verspottung.

3. Apokalyptischer Reiter: Abwehr/Verteidigung
Die Kommunikation ist geprägt von Rechtfertigungen, Unterstellungen, Gegenangriffen und fehlendem Zuhören.

4. Apokalyptischer Reiter: Mauern (»Stonewalling«)
Die Kommunikation ist geprägt von Vermeidung, aus dem Weg gehen und Rückzug.

Gottman untersuchte Paare, ihr Streitverhalten und die physiologischen Auswirkungen. Er schaute sich beispielsweise an, wie sich die Herzfrequenz oder die Hautleitfähigkeit verändert und wie diese Parameter mit der Zufriedenheit in der Beziehung zusammenhängen.[2] Die Hautleitfähigkeit wird oft als Indikator für physiologische und psychologische Zustände verwendet, z. B. bei Stress, Angst, Aufregung oder anderen starken emotionalen Reaktionen. Je höher diese Stressparameter waren, desto unzufriedener waren die Teilnehmenden in ihrer Beziehung. Die Art und Weise, wie Paare in Kommunikations- und Streitsituationen ihre Gefühle ausdrückten, spielte ebenfalls eine wichtige Rolle, wenn es um die Zufriedenheit in der Beziehung geht.

Dies zeigt, dass Stonewalling nicht nur negative Auswirkungen auf die Person hat, die selbst mauert, sondern auch auf die Person, die dem Verhalten ausgesetzt ist. Psychologisch betrachtet kann Stonewalling eine tiefe emotionale Verletzung verursachen. Die betroffene Person fühlt sich nicht gehört, verstanden oder respektiert, was zu einem Gefühl der Frustration, Verzweiflung und Hilflosigkeit führen kann. Fehlt eine angemessene Reaktion oder Kommunikation vonseiten der stonewallenden Person, kann das Isolation und Einsamkeit oder auch Selbstzweifel auslösen. Das wiederum kann Grübeleien begünstigen.

Die betroffene Person ist möglicherweise nicht in der Lage, den Konflikt zu lösen oder ihre Gefühle angemessen auszudrücken, was zu anhaltendem Stress führt. Solch chronischer Stress kann psychosomatische Beschwerden auslösen, wie Kopfschmerzen, Magen-Darm-Probleme oder Schlafstörungen. Langfristig kann die Erfahrung von Stonewalling auch zu einer Beeinträchtigung der psychischen Gesundheit führen. Kontinuierliches Erleben von Ignoranz und Nichtbeachtung kann Angstzustände, Depressionen oder andere psychische Gesundheitsprobleme verursachen.

Stonewalling kann in sämtlichen zwischenmenschlichen Beziehungen auftreten, beispielsweise in Teams, in Familien, in der Partnerschaft oder in Freundschaften. Laut dem Gottman Institute sind 85 Prozent der Menschen, die Stonewalling anwenden, Männer.[3] Dies hat verschiedene Gründe. Zum einen spielt die Sozialisation eine Rolle: In vielen Kulturen wird Männern beigebracht, ihre Emotionen nicht offen zu zeigen oder über sie zu sprechen, weshalb sie sich in stressigen oder konfliktbeladenen Situationen oft zurückziehen.

Unterschiede in den Kommunikationsstilen tragen ebenfalls dazu bei. Frauen neigen dazu, über ihre Probleme zu sprechen und Unterstützung zu suchen, während Männer versuchen, Probleme eigenständig zu lösen oder zu vermeiden. Stonewalling kann auch als Strategie zur Konfliktvermeidung genutzt werden, in der Hoffnung, dass das Problem durch Schweigen verschwindet. Häufig fehlt es vielen Männern an erlernten Fähigkeiten im Umgang mit intensiven Emotionen oder Konflikten, was zu einem Gefühl der Überforderung und folglich zum Rückzug führen kann.

Eine Person, die mauert, leidet selbst unter dem eigenen Verhalten und kann sich unfähig fühlen, Konflikte konstruktiv anzugehen, was wiederum zur Vermeidung von Auseinandersetzungen beiträgt. Viele betroffene Personen machen sich massive Selbstvorwürfe: »Das kann doch nicht so schwer sein, darüber zu sprechen.« Sie blockieren sich häufig selbst durch den Druck, den sie sich machen. Dies kann das Gefühl von Unsicherheit und Hilflosigkeit verstärken. Auf Dauer leidet das Selbstvertrauen darunter.

Auch Einsamkeit durch die emotionale Distanzierung von anderen Menschen ist eine mögliche Folge. Die Betroffenen wissen nicht, wie sie mit dem Konflikt umgehen sollen, und ziehen sich daher zurück. Durch diese Unterdrückung von Emotionen sinkt ihr Selbstwertgefühl und das Stressniveau steigt. Dies kann sich wiederum auf die psychische Gesundheit auswirken und das Risiko für Angstzustände, Depressionen und andere psychische Erkrankungen erhöhen.

Nicht nur die psychische, auch die physische Gesundheit kann unter chronischem Stonewalling leiden und zu einer Reihe von Stresssymptomen führen, darunter Kopfschmerzen, Magen-Darm-

Probleme, Schlafstörungen und ein geschwächtes Immunsystem. Langfristiger Stress kann auch das Risiko für Herzkrankheiten, Bluthochdruck und andere ernsthafte gesundheitliche Probleme erhöhen.

Wortmedizin

Manche Menschen brauchen nach einem Streit oder einer schwierigen Kommunikationssituation etwas Zeit für sich, um die Situation zu reflektieren und sacken zu lassen. Insbesondere Menschen, die zum Stonewalling neigen, brauchen häufig diesen Rückzug und sind oft nicht in der Lage, direkt über die Situation, ihre Gefühle oder Bedürfnisse zu sprechen. Es lohnt sich also, ein wenig Zeit und Raum zu geben, bevor man das Gespräch sucht. Zudem kann diese kurze Pause dabei helfen, um emotionale Reaktionen aus dem Affekt zu verhindern. Menschen, die zum Stonewalling neigen, würden von einem solchen emotionalen Ausbruch eventuell verunsichert werden und sich womöglich zurückziehen. Denken Sie immer daran, dass dieses Verhalten vermehrt dem Selbstschutz dient und weniger mit der anderen Person zu tun hat.

Es ist wichtig, dass über die Situation gesprochen wird. Das Geschehene im Sande verlaufen zu lassen und nie wieder darüber zu sprechen, ist für beide Personen eine sehr ungesunde Lösung. Der Zeitpunkt für ein solches Gespräch sollte jedoch passend sein. Eine Klärung zwischen Tür und Angel oder unter Zeitdruck ist nicht sehr zielführend. Auch nach einem stressigen (Arbeits-)Tag sollten solche Gespräche vermieden werden. Eine friedliche und ruhige Atmosphäre kann der Person dabei helfen, sich zu öffnen und gesprächsbereit zu sein. Gehen Sie so empathisch und verständnisvoll wie möglich auf die Person ein und versetzen Sie sich in ihre Perspektive. Auch wenn Sie selbst verletzt sind, kann es hilfreich sein, sich bewusst zu machen, dass die Person sich ihr eigenes Verhalten oft selbst vorwirft und sich hilflos fühlt. Versuchen Sie, Geduld aufzubringen und auch Ihr eigenes Verhalten zu reflektieren. Um sich vorsichtig anzunähern, können Sie ein Gesprächsangebot aussprechen, zum Beispiel so:

- »Bist du schon bereit, mit mir über die gestrige Situation zu sprechen?«
- »Möchtest du mit mir darüber sprechen, was dich gerade bewegt?«
- »Auch wenn du gerade mit mir nicht darüber sprechen möchtest, kannst du mich gern anrufen, wenn du es dir anders überlegst.« (Diesen Satz können Sie verwenden, wenn jemand ein Gesprächsangebot vorerst ablehnt.)
- »Ich möchte gern mit dir über die gestrige Situation sprechen. Bitte sprich mich an, wenn du so weit bist.«

Wenn es Ihnen wichtig ist, ein klärendes Gespräch mit der Person zu führen, formulieren Sie keine Frage, sondern einen Wunsch oder eine Bitte.

Manchen Personen hilft es auch, wenn mögliche Ängste entschärft und vorweggenommen werden. Hier gilt allerdings absolute Sensibilität und Vorsicht. Denn diese Strategie kann als übergriffig wahrgenommen werden und sollte auch nur genutzt werden, wenn sich die Personen sehr gut kennen. Hier ein paar Beispiele, wie mögliche Ängste vorweggenommen werden können:

- »Ich habe den Eindruck, dass du vielleicht Angst haben könntest, mich zu verletzen, wenn du mir sagst, wie du dich fühlst.«
- »Ich habe das Gefühl, dass du der Situation aus dem Weg gehst, weil du vielleicht Sorge hast, dass es zu einem Streit kommt.«

- »Ich habe das Gefühl, dass dich etwas beschäftigt und du nicht so richtig weißt, wie du es sagen sollst. Ich möchte, dass du weißt, dass ich dir jederzeit gern aufmerksam zuhöre.«

Die Sätze sollten vorsichtig ausgedrückt werden. Hierbei können Wörter wie »vielleicht«, »möglicherweise« und »gegebenenfalls« helfen. Zudem können liebevolle Sätze ergänzt werden, beispielsweise:

- »Ich bin zuversichtlich, dass wir gemeinsam eine Lösung finden werden.«
- »Ich akzeptiere alle deine Gefühle.«
- »Es ist okay, wenn es dir noch schwerfällt, darüber zu reden.«
- »Mir liegt es am Herzen, dass es uns beiden gut geht, und deshalb möchte ich mit dir in Ruhe sprechen.«
- »Du bist mir wichtig. Ich höre dir gern zu.«

Je mehr Raum Sie einer Person geben, desto leichter wird es ihr fallen, sich zu öffnen. Denn Druck und das Gefühl der Einengung provozieren die Rückzugstendenz.

Es kann hilfreich sein, sich für ein Gespräch zu verabreden, sodass alle Beteiligten Zeit haben, sich mental und emotional darauf vorzubereiten. Sprechen Sie z. B. bei einem Spaziergang miteinander – die Bewegung an der frischen Luft schafft eine ungezwungene Atmosphäre (mehr dazu in Kapitel 11). Manchen Menschen hilft auch ein regelmäßiger »Gesprächstermin«. Dieser schafft Sicherheit, Verbindlichkeit und dient als »safe space«, um über Gefühle und Bedürfnisse zu sprechen. Das ist insbesondere dann sinnvoll, wenn es einer oder vielleicht auch beiden Personen schwerfällt, offen über die Dinge zu sprechen, die sie bewegen. Die regelmäßigen Gespräche reduzieren das Stonewalling und sind eine gute Prävention für Konflikte, denn im hektischen Alltag kommen tiefgründige Gespräche oft zu kurz. Reflektieren Sie dabei gemeinsam über verschiedene Situationen.

Reflexionsfragen to go

- Was hilft uns, Themen offen anzusprechen, die uns beschäftigen?
- Wie können wir gemeinsam solche Situationen (z. B. in denen eine Person vermeidet, über Probleme zu sprechen) reduzieren?
- Wie wollen wir zukünftig mit solchen Situationen (bitte genauer definieren) umgehen?

Falls eine solche Situation schon einmal erfolgreich gelöst wurde, hilft auch die folgende Frage:

- Wie ist es uns gelungen, die Situation zu klären und offen miteinander zu reden?

Personen, die zum Stonewalling neigen und Schwierigkeiten haben, über ihre Gefühle zu sprechen, kann es helfen, sich kurz Raum für sich zu nehmen und gleichzeitig so schnell wie möglich ins Gespräch zu kommen. Je länger Sie das Gespräch aufschieben, desto größer wird die Hürde, es zu beginnen. Um das zu vermeiden, können Sie eine Vereinbarung mit sich selbst treffen, beispielsweise: »Heute beim Abendessen spreche ich es an.« Wenn Sie noch nicht geübt darin sind, über Ihre Gefühle zu sprechen, kann das eine echte Herausforderung sein und manchmal nicht klappen. Machen Sie sich dann keinen Vorwurf, sondern rufen Sie sich immer wieder ins Gedächtnis, dass Sie gerade eine neue Fähigkeit erlernen und dieser Prozess Zeit braucht. Manchmal wird es klappen und manchmal klappt es nicht. Das ist vollkommen normal und okay. Selbstmitgefühl und Geduld sind hier sehr wichtig.

Fühlt es sich für Sie stimmig an, können Sie auch mit Ihrem Gegenüber darüber sprechen, dass Sie Schwierigkeiten haben, über Ihre Gefühle und Bedürfnisse zu sprechen. Außerhalb einer Konfliktsituation können Sie auch ein »Codewort« oder ein Signal vereinbaren, das Sie nutzen, wenn Sie eine Pause brauchen oder sich gerade nicht trauen, etwas zu sagen. Zur Vorbereitung können ein paar gesunde Gedanken hilfreich sein:

- »An jedem Gespräch wachse ich ein bisschen mehr.«
- »Mit jedem Gespräch wird es mir etwas leichterfallen, über meine Gefühle zu sprechen.«
- »Meine Gefühle sind richtig und wichtig.«
- »Jeder Mensch hat individuelle Übungsfelder, und das ist meins.«
- »Ich bin in Sicherheit – vor, während und nach dem Gespräch.«
- »Ich befreie mich von dem Druck, Einfluss darauf zu haben, wie die andere Person reagiert.«
- »Ich habe das Recht, über meine Bedürfnisse und Gefühle zu sprechen.«
- »Ich erlaube mir, die Erfahrung zu machen, dass Menschen vielleicht sogar dankbar sind, wenn ich mich ihnen gegenüber öffne.«
- »Ich erleichtere mir meinen Alltag, indem ich mich von der Angst befreie, anderen Personen zur Last zu fallen.«
- »Mir wird es gelingen, mein Anliegen liebevoll und klar zu kommunizieren.«
- »Ich erlaube mir selbst, eine positive Erfahrung zu machen, wenn ich offen über meine Gefühle und Bedürfnisse spreche.«

Zusätzlich können Sie das eigene Verhalten reflektieren, um neue Erkenntnisse darüber zu gewinnen. Je besser Sie sich selbst kennen und einschätzen können, desto empathischer können Sie auch mit sich selbst umgehen.

Reflexionsfragen to go

- In welchen Situationen fällt es mir ein wenig leichter, über meine Gefühle und Bedürfnisse zu sprechen?
- Welche Auslöser führen typischerweise dazu, dass ich zum Stonewalling neige?
- Welche Emotionen empfinde ich, wenn ich Stonewalling praktiziere?
- Wie beeinflusst mein Stonewalling-Verhalten meine Beziehungen zu anderen Menschen?
- Gibt es Muster oder wiederkehrende Themen, in denen ich zum Stonewalling neige?
- Welche Folgen hat mein Stonewalling-Verhalten für mich selbst?
- Welche Schritte könnte ich unternehmen, um konstruktiver mit Konflikten und schwierigen Gesprächen umzugehen?
- Welche Ressourcen oder Unterstützungsmöglichkeiten stehen mir zur Verfügung, um mein Stonewalling zu überwinden?
- Was spricht dafür, dass es mir gelingen wird, immer besser über meine Gefühle und Bedürfnisse zu sprechen?

Es ist ein Übungsprozess, der mal leichter und mal schwieriger sein kann, das Gespräch zu suchen und offen zu bleiben. Jeder Schritt ist ein Fortschritt, und mit der Zeit wird es Ihnen immer leichter fallen. Bleiben Sie dran.

9

»Ich bin ...«
Negative Identitätssprachmuster

»Ich habe einfach immer Pech mit den Männern«, denkt Stella, als sie wieder einmal allein in einem Café sitzt und gedankenverloren in ihrem Eiskaffee rumstochert. Um sie herum sind lauter glückliche Paare – Händchen haltend, verliebt und gemeinsam lachend. »Ich halte das nicht mehr aus«, denkt Stella und verdreht genervt die Augen. Ihre letzten Datingversuche reihen sich in die gefühlt tausend anderen gescheiterten Versuche ein.

Als Stella ihren Eiskaffee ausgetrunken und die Rechnung bezahlt hat, schlendert sie durch den Park zurück in ihre Wohnung. Es ist Sommer, der Park leuchtet im Grün der Bäume, überall sind Menschen, die auf Picknickdecken sitzen, und Kinder, die lauthals lachend umherlaufen. »Was mache ich nur falsch?«, fragt sich Stella, als sie sich umsieht. All ihre Freundinnen sind in festen Händen. Sie denken schon über das Heiraten nach und sprechen Stella immer wieder Mut zu: »Bald kommt schon noch der Richtige!« Stella seufzt bei dem Gedanken daran.

Derweil in ihrer Wohnung angekommen, lässt sich Stella auf ihr Sofa plumpsen. Immer wieder überkommt sie eine Welle der Traurigkeit. Sie sucht händeringend nach einer Erklärung für ihre Situation. Sie ist die ewige Single-Frau in ihrem Freundeskreis. Seit Jahren wünscht sie sich sehnsüchtig einen Partner an ihrer Seite.

»Das kann doch alles nicht so schwer sein, bei allen anderen funktioniert es doch auch irgendwie!« Ihr laufen die Tränen über die Wange.

»Ich bin einfach nicht interessant genug. Lina hat einen supercoolen Job als Stewardess, sieht gut aus und hat schon die halbe Welt bereist. Inga ist megakreativ und kann auch noch gut kochen und Friederike war schon in der Schulzeit bei allen sehr beliebt und ist unglaublich sportlich – und ich? Ich bin langweilig, kein bisschen sportlich, nicht sonderlich kreativ, habe nichts Interessantes zu erzählen und kochen kann ich auch nicht. Es ist ein Dilemma«, schluchzt Stella.

Stella hängt in einem sehr negativen Identitätssprachmuster fest: »Ich bin langweilig.« »Ich bin …« ist ein häufiger Satzanfang in unseren Selbstgesprächen. Doch warum neigen wir zu negativen Sprachmustern? Die Antwort lautet: Weil wir ein Steinzeitgehirn haben. Wir neigen dazu, negative Erfahrungen oder Vergleiche auf unsere gesamte Identität zu beziehen, weil unser Gehirn evolutionär bedingt Gefahren und Bedrohungen stärker wahrnimmt, um unser Überleben zu sichern. Dadurch pauschalisieren wir uns selbst und ziehen negative Rückschlüsse auf unser ganzes Selbstbild. Diejenigen, die in der Steinzeit Gefahren besonders schnell erkannt haben und eher mit Negativem gerechnet haben, hatten wesentlich bessere Überlebenschancen. In »Gefahrensituationen« fehlen uns schlichtweg die Ressourcen für eine differenzierte Betrachtung. Unser Gehirn reagiert auf negative Ereignisse wesentlich schneller und intensiver als auf positive Situationen.

Wenn wir dieses Identitätssprachmuster verwenden, identifizieren wir uns mit bestimmten Eigenschaften, Merkmalen oder Zuständen. Mit diesen Aussagen definieren wir uns selbst – auf positive, meist jedoch auf negative Art – und prägen so unser Selbstbild. Positive Identitätsaussagen lauten zum Beispiel: »Ich bin stark«, »Ich bin clever« oder »Ich bin gut darin, XY zu tun«. Diese Aussagen spiegeln positive Selbstwahrnehmung und Selbstakzeptanz wider und stärken unser Selbstvertrauen, wenn wir sie wirklich glauben. Diese Identitätssprachmuster und inneren Dialoge werden beispielsweise gezielt beim Mentaltraining im Profisport eingesetzt. Positive Selbstgespräche müssen jedoch nicht zwangsläufig etwas mit Affirmationen zu tun haben, von denen Sie vielleicht gar nicht überzeugt sind. Vielmehr geht es darum, die inneren Dialoge bewusster zu beobachten und sich selbst sprachlich bei Aktivitäten zu begleiten und zu beruhigen.

Selbstgespräche können zur Beruhigung vor Wettkämpfen beitragen, z. B.: »Ich konzentriere mich auf mich. Ich bin fit. Ich fühle mich gut. Ich habe so eine Situation schon einmal gemeistert. Ich habe die Ausdauer, die ich brauche.« So reduzieren Sie negative Stresshormone und stärken das Selbstvertrauen. Positive innere Dialoge können einen erheblichen Einfluss auf unsere körperliche und psychische Gesundheit haben und gelten als resilienzfördernd.

Die Forschung schätzt übrigens, dass 96 Prozent der Erwachsenen regelmäßig mit sich selbst sprechen.[1] In einer Studie wurden vier unterschiedliche »Persönlichkeiten« identifiziert, die in unseren inneren Dialogen auftauchen. Da ist zum Beispiel die Stimme von dem »treuen Freund« oder der »treuen Freundin«, durch den oder die wir so wohlwollend mit uns selbst sprechen wie mit unseren realen Freund:innen. In diesen Momenten sind wir verbunden mit unseren Stärken und positiven Gefühlen.

Eine andere Persönlichkeit ist der »stolze Rivale« oder die »stolze Rivalin«. Mit ihm oder ihr sind unsere inneren Dialoge eher kühl, distanziert und erfolgsorientiert.

Die »ambivalenten Elternteile« sind die dritte Stimme unserer inneren Dialoge. Diese Stimme vereint Herzlichkeit, Liebe, Zutrauen und Stärkenorientierung mit wohlwollender und konstruktiver Kritik.

Zu guter Letzt gibt es noch das »hilflose Kind«. Es ist sozial distanziert und mit negativen Emotionen behaftet. In inneren Dialogen mit ihm können sich schnell Hilflosigkeit, Ohnmachtsgefühle und Überforderung einstellen.[2]

Diese Erkenntnisse passen zur »Self-Talk Scale« von Thomas Brinthaupt und Team. Demnach erfüllen innere Dialoge eine oder mehrere von vier Funktionen:[3]

- **Selbstkritik:** »Das hätte ich besser machen müssen.«
- **Selbstbestätigung:** »Das ist mir gut gelungen!«
- **Selbstmanagement:** »Ich muss nachher daran denken, den Brief in den Briefkasten zu werfen.«
- **soziale Situationen einschätzen:** »Ich sollte mir einen guten Gesprächseinstieg für die Gehaltsverhandlung mit meiner Chefin überlegen.«[4]

Demnach erfüllt der »treue Freund« oder die »treue Freundin« die Funktion der Selbstbestätigung. In der Persönlichkeit des »stolzen Rivalen« oder der »stolzen Rivalin« sind die Funktionen des Selbstmanagements und teilweise auch der Selbstkritik sichtbar. Die »ambivalenten Elternteile« zeigen sich häufig in all den Funktionen. Hierbei kommt es auch stark darauf an, welche Beziehung Menschen zu ihren Eltern haben. Denn das trägt maßgeblich dazu bei, welche Funktionen die inneren Dialoge in dieser Persönlichkeit haben. Ist das Verhältnis zu den Eltern sehr liebevoll und bestärkend, haben sie die Funktionen Selbstbestätigung und Einschätzen sozialer Situationen. Teilweise kann das auch für das Selbstmanagement dienlich sein. Anderenfalls, bei einer belasteten Beziehung zu den Eltern, zeigt sich eher mehr Selbstkritik.

Die Persönlichkeit das »hilflose Kind« zeigt sich vor allem in der Selbstkritik. Hier zeigen sich schnell Sätze wie: »Ich kann das nicht« oder: »Das ist zu schwierig für mich«.

Gesunde innere Dialoge werden vor allem durch die Persönlichkeit der »treuen Freundin« und des »treuen Freundes« gefördert. Denn hier haben die inneren Dialoge vor allem die Funktion der Selbstbestätigung. Besonders ungesunde innere Dialoge finden sich beim »hilflosen Kind« wieder.

Wenn wir uns selbst mit positiven Gedanken, Selbstakzeptanz und Selbstliebe oder Selbstfreundschaft behandeln, fördern wir ein Gefühl des Wohlbefindens und der inneren Stärke. Die Auswirkungen positiver bzw. gesunder innerer Dialoge auf die psychische Gesundheit sind bedeutend. Indem wir uns selbst ermutigen, unsere Erfolge anzuerkennen, und uns auf unsere Stärken fokussieren, können wir unser Selbstwertgefühl steigern und ein positives Selbstbild entwickeln. Dies kann zu einer Reduzierung von Angstzuständen, Depressionen und Stress führen.

Studien zeigen, dass wir Stress reduzieren können und eine bessere Selbstbeherrschung haben, wenn wir in der dritten Person mit uns reden.[5] In unserem Beispiel könnte Stella zu sich selbst sagen: »So, Stella, du konzentrierst dich jetzt auf dich selbst. Du machst das schon. Was kannst du dir denn heute Gutes tun?« oder »Du bist eine selbstbewusste, charismatische Frau.« Wichtig ist auch hier wieder, dass Sie sich wohl damit fühlen. Es kann am Anfang sehr ungewohnt sein, so mit sich oder über sich zu reden.

Unsere mentale Resilienz und unser emotionales Wohlbefinden werden gestärkt und wir entwickeln eine optimistischere Sichtweise auf uns selbst und das Leben im Allgemeinen. Wenn wir uns selbst mit positiven Gedanken und Unterstützung begegnen, sind wir eher bereit, neue Herausforderungen anzunehmen, unsere Ziele zu verfolgen und unsere Träume zu verwirklichen. Eine Vielzahl von Psychologinnen und Psychologen bestätigt, dass Selbstgespräche eine Form der Zuwendung sind und Menschen helfen, sich nicht oder weniger einsam zu fühlen.

Unsere Beziehungen können von dieser positiven Einstellung

profitieren, da wir offener und authentischer kommunizieren und andere unterstützen können, da die Beziehung zu uns selbst eine stärkere ist. Unsere Arbeitsleistung kann sich verbessern, da wir uns selbstbewusster fühlen, fokussierter sind und unsere Fähigkeiten besser nutzen können. Insgesamt steigern positive innere Dialoge die Lebensqualität und das allgemeine Wohlbefinden.

Positive Selbstgespräche erfordern Selbstreflexion, Selbstfürsorge und die bewusste Entscheidung, sich selbst mit Freundlichkeit und Mitgefühl zu behandeln. Denn aus inneren Dialogen können schnell Autosuggestionen werden, also Selbstbeeinflussung.

Autosuggestion

Autosuggestion, auch bekannt als Selbstsuggestion, ist eine Technik, bei der Sie positive Aussagen und Affirmationen wiederholen, um Ihr Unterbewusstsein zu beeinflussen. Das soll gewünschte Veränderungen im Verhalten oder Denken bewirken. Diese Methode basiert auf der Idee, dass wiederholte, positive Aussagen tiefere Ebenen des Bewusstseins erreichen können, wodurch Sie Einstellungen, Überzeugungen und Gewohnheiten ändern können.

Wenn diese Autosuggestion Ihnen allerdings negative Inhalte suggeriert, können dadurch negative Folgen entstehen, z. B. kann Ihr Selbstwertgefühl darunter leiden und negative Glaubenssätze können sich manifestieren.

Indem wir uns selbst ermutigen, unsere Fortschritte mehr und mehr wahrzunehmen, und uns auf unsere Stärken fokussieren, können wir unsere psychische und körperliche Gesundheit verbessern und positiven Einfluss auf uns nehmen.

Auf der anderen Seite können uns negative Identitätsaussagen wie »Ich bin schwach«, »Ich bin dumm« oder »Ich bin wertlos« negativ beeinflussen. Solche Sätze beeinträchtigen unser Selbstwertgefühl und können zu Selbstzweifeln und negativen Selbstgesprächen führen. Das wiederum führt dazu, dass Stresshormone, wie Coritsol, Adrenalin und Noradrenalin, ausgeschüttet werden.

Laut der Psychologin Julia Haneveld neigen Menschen, die in einem übermäßig kritischen Umfeld groß geworden sind und wenig positive Bestätigung erhalten haben, eher zu negativen Selbstgesprächen.[6] Dauerhafte negative innere Dialoge können erhebliche Auswirkungen auf unsere körperliche und psychische Gesundheit haben, denn sie führen zu chronischem Stress. Dieser Stress kann sich langfristig negativ auf unser Wohlbefinden auswirken[7] und so Angststörungen, Depressionen und ein geringes Selbstwertgefühl begünstigen. Unsere Stimmung und unser emotionales Wohlbefinden werden beeinflusst und wir entwickeln möglicherweise eine negative Sichtweise auf uns selbst und die Welt um uns herum. Denn unser innerer Fokus hat erhebliche Auswirkungen darauf, wie wir die Welt und uns selbst wahrnehmen.

Der anhaltende Stress, der durch diese negativen Selbstgespräche verursacht wird, kann auch zu körperlichen Beschwerden wie Kopfschmerzen, Schwindel, Muskelverspannungen, Schlafstörungen und Magen-Darm-Problemen führen. Zudem können negative innere Dialoge übermäßige Entzündungsreaktionen im Körper verursachen und zu hormonellen Ungleichgewichten führen.

Im Gegensatz dazu können positive innere Dialoge und optimistische Gedankenmuster positive hormonelle Auswirkungen haben. Sie können die Freisetzung von Endorphinen, den »Glückshormonen«, im Gehirn stimulieren. Endorphine wirken als natürliche Schmerzmittel und Stimmungsaufheller, die ein Gefühl der Entspannung und des Wohlbefindens erzeugen können. Sie können auch die Freisetzung von Oxytocin, dem »Bindungshormon«, unterstützen, das positive soziale Interaktionen und ein Gefühl der Verbundenheit fördert.

Es ist wichtig, die eigenen inneren Dialoge bewusster wahrzunehmen und weniger als gegeben hinzunehmen. Hören Sie sich selbst aktiver zu. Indem wir positive Selbstgespräche führen, können wir unsere psychische und körperliche Gesundheit verbessern. Konkrete Tipps dazu bekommen Sie im weiteren Verlauf.

Wenn wir unsere inneren Dialoge bewusst gestalten und negative Gedankenmuster erkennen und transformieren, tragen wir dazu bei, ein gesünderes hormonelles Gleichgewicht in unserem Körper zu fördern. Dieses Umgestalten sollte allerdings in einem bewussten eigenen Tempo stattfinden.

Es ist auch wichtig zu beachten, dass das Identitätssprachmuster flexibel ist und sich im Laufe der Zeit verändern kann. Indem wir bewusst positive und unterstützende Aussagen wählen und negative Identifikationen hinterfragen, können wir unsere Selbstwahrnehmung und unser Selbstbild positiv beeinflussen. Es ist auch wichtig zu verstehen, dass wir mit dem Identitätssprachmuster »Ich bin …« nicht unser ganzes Wesen definieren können, weil wir uns selbst nie umfassend und objektiv betrachten können. Unsere Gedanken erfassen lediglich einen Teil unserer Identität und sind immer subjektiv geprägt. Wir dürfen dabei nicht vergessen, dass es noch viele andere Aspekte und Facetten gibt, die uns ausmachen. Es ist entscheidend, eine ausgewogene und annähernd realistische Sicht auf uns selbst zu entwickeln, um unser volles Potenzial zu entfalten und ein gesundes Selbstwertgefühl aufrechtzuerhalten.

Wortmedizin

Bei negativen Identitätssprachmustern, wie bei Stella, ist es wichtig, die emotionale Distanz zu den eigenen Gedanken und Selbstwahrnehmungen zu vergrößern. Bei negativen Identitätssprachmustern neigen Menschen dazu, sich selbst durch ihre negativen Gedanken und Bewertungen zu definieren, was ihr Selbstwertgefühl und ihre Lebensqualität beeinträchtigen kann. In diesen Fällen kann die kognitive Defusion hilfreich sein. Die kognitive Defusion ist ein Konzept aus der kognitiven Verhaltenstherapie (KVT), bei dem sich eine Person von ihren negativen Gedanken, Überzeugungen oder Selbstgesprächen distanziert und lernt, diese nicht mehr automatisch als Wahrheit oder Tatsache anzunehmen. So kann sie eine größere Flexibilität im Denken entwickeln, ohne sich von destruktiven oder einschränkenden Gedankenmustern beeinflussen zu lassen. Bei kognitiver Defusion geht es nicht darum, negative Gedanken zu bekämpfen oder zu verändern, sondern darum, eine andere Beziehung zu ihnen aufzubauen. Anstatt Gedanken oder innere Dialoge als absolut oder unveränderbar zu betrachten, lernen Menschen, sie als vorübergehende mentale Ereignisse oder Produkte ihres Verstandes zu betrachten.

Es gibt verschiedene Techniken und Strategien, um kognitive Defusion zu fördern. Einige Beispiele sind:

- **Etiketten:** Anstatt einem Gedanken Glauben zu schenken oder sich mit ihm zu identifizieren, können Sie ihm einfach ein Etikett geben, wie zum Beispiel »Das ist nur ein Gedanke« oder »Das ist mein kritisches Ich«.
- **Distanzierung:** Sie können sich vorstellen, dass die Gedanken auf einer Leinwand vorbeiziehen oder wie Wolken am Himmel auftauchen und dann wieder verschwinden.
- **Parodieren:** Sie können negative Gedanken oder Überzeugungen auf humorvolle Weise übertreiben oder sie in einer absurden Stimme im Kopf abspielen.
- **Achtsamkeit:** Durch Achtsamkeitsübungen lernen Sie, negative Gedanken oder Selbstgespräche zu beobachten, ohne ihnen eine

Bedeutung zu geben oder darauf zu reagieren. Zudem können Sie dadurch lernen, Gedanken und innere Dialoge wieder loszulassen.

- **Perspektivenwechsel:** Machen Sie sich bewusst, dass Gedanken subjektive Interpretationen der Realität sind und dass es alternative Sichtweisen gibt. Hier können Sie sich die Frage stellen: »Wie kann ich die Situation noch betrachten?« Kognitive Defusion kann Menschen helfen, sich von destruktiven Denkmustern zu lösen, ihre Gedanken nicht mehr als absolute Wahrheit anzusehen und ihre Handlungsfreiheit zu erweitern. Das ermöglicht eine größere Flexibilität im Denken und kann zu einer verbesserten psychischen Gesundheit und Lebensqualität beitragen.

In der Akzeptanz- und Commitmenttherapie (ACT) ist die Technik der kognitiven Defusion ein zentraler Bestandteil. 2017 wurde eine Metaanalyse von 13 Studien zum Thema durchgeführt. Daraus resultierte, dass die oben genannten Strategien gut als Selbsthilfemaßnahmen wirken und sich Effekte bei Depressionen und Ängsten zeigten.[8]

Kognitive Defusion im Alltag

Wenn Sie merken, dass Sie negative Gedanken oder Selbstgespräche belasten, können Sie Ihre Gedanken umdeuten, zum Beispiel so:

Anstatt: »Ich bin faul. Nie bekomme ich das hin.«
Besser: »Ich habe gerade den Gedanken, dass ich faul bin und das nie hinbekomme.«

Anstatt: »Ich bin hässlich.«
Besser: »Ich habe gerade den Gedanken, dass ich hässlich bin.«

Anstatt: »Ich bin zu doof dafür.«
Besser: »Mein kritisches Ich hat gerade den Gedanken, dass ich zu doof dafür bin.«

Anstatt: »Ich bin viel zu aufgeregt. Das ist unprofessionell.«
Besser: »Ich habe gerade den Gedanken, dass es unprofessionell ist, aufgeregt zu sein, dabei ist die Aufregung ein Zeichen dafür, dass es mir wichtig ist.«

Dadurch kann es Ihnen gelingen, Distanz zu schaffen.

Achtsamkeitsübungen, wie beispielsweise eine Gehmeditation, können bei negativen Gedankenschleifen besonders hilfreich sein. Gehen Sie ohne Ablenkung (ohne Handy oder Podcast in den Ohren) spazieren. Schauen Sie sich achtsam um. Versuchen Sie, langsam zu gehen.

Sie können alternativ auch Atemübungen machen, indem Sie beispielsweise 3 Minuten Ihren Atem beobachten. Wenn Gedanken kommen, ist das okay, Sie lenken Ihre Aufmerksamkeit einfach wieder liebevoll zurück auf Ihren Atem. Eine einfache und sehr wirksame Atemübung ist die Box-Atmung.

Box-Atmung

Die Technik besteht aus vier gleich langen Phasen, die sich wie die vier Seiten eines Quadrats (Box) verhalten. Jede Phase dauert in der Regel 4 Sekunden, kann aber je nach Erfahrungsgrad oder Situation angepasst werden.

Ablauf:

4 Sekunden einatmen
4 Sekunden Atem halten
4 Sekunden ausatmen
4 Sekunden Atem halten

Sie können auch folgende mentale Technik für sich ausprobieren: Betrachten Sie Ihre Gedanken oder Ihre inneren Dialoge durch einen imaginären Fernseher. Manchmal kommen schreckliche Nachrichten, ab und zu sind Sie von der Werbung genervt und zwischenzeitlich fühlen Sie sich vielleicht ganz gut unterhalten oder inspiriert. Sie können üben, Ihre Gedanken durch den Fernseher zu betrachten, und mit der Zeit werden Sie es schaffen, umzuschalten und sich bewusst zu distanzieren. Nur weil Sie den Gedanken oder das Selbstgespräch gerade wahrnehmen, heißt es nicht, dass es sich hierbei um die Wahrheit handelt – oder dass Sie sich immer mit den Gedanken auseinandersetzen müssen.

Die Technik des Gedankenstopps möchte ich Ihnen auch hier wieder gern ans Herz legen. Wenn Sie merken, dass negative Gedanken oder Selbstgespräche aufkommen, nehmen Sie dies bewusst wahr. Anschließend sagen Sie innerlich »Stopp« und versuchen, sich wieder voll und ganz auf das zu konzentrieren, was Sie gerade machen, oder vielleicht sogar Ihre Gedanken auf etwas Positives zu lenken.

Wenn es stimmig für Sie ist, können Sie auch Affirmationen nutzen. Unter Affirmationen versteht man selbstbestätigende, positive Sätze. Sie gehören auch zur Art der Selbstgespräche, allerdings geht es hierbei vor allem um die Selbstbestätigung. Die Übergänge sind fließend. Suchen Sie sich besser keine vorgefertigten, allgemein formulierten oder oberflächlichen Affirmationen aus dem Internet heraus (es sei denn, diese tun Ihnen gut). Vielmehr empfehle ich, konkrete Sätze zu formulieren, die zu Ihnen und Ihrer aktuellen Situation passen. Diese Sätze können auch gern etwas ausführlicher und länger sein. Ich habe Ihnen ein paar Beispiele mitgebracht, die Sie als Inspiration nutzen dürfen:

- »Ich befreie mich mehr und mehr davon, mich für alles und jeden verantwortlich zu fühlen.«
- »Als Zeichen meines Respekts mir selbst gegenüber achte ich darauf, wann ich Ja sage.«
- »Auch wenn es mir manchmal schwerfällt, meine Meinung zu sagen, vertraue ich darauf, dass ich besser und besser darin werde, je mehr ich es übe.«
- »Ich nehme die kleinen Fortschritte und Erfolge im Alltag immer mehr wahr, weil ich ein sehr aufmerksamer Mensch bin.«

Sie können die Affirmationen auch als Fragen formulieren, um selbst »Beweise« zu finden und die aufgestellten Sätze zu bestätigen. Hierbei ist die Rede von »Afformationen«. Sie aktivieren den instinktiven Suchmechanismus des Gehirns und reduzieren Widerstände gegen positive Aussagen. Durch Fragen wie »Warum wird es mir gelingen, meine Meinung zu äußern?« lenken wir unsere Aufmerksamkeit auf positive Möglichkeiten und stärken das Vertrauen in unsere Fähigkeiten. Diese Methode fördert eine konstruktive innere Kommunikation. Das Gehirn ist darauf ausgelegt, auf Fragen Antworten zu finden. Sie können das »Warum« auch durch »Was spricht dafür« ersetzen. Einige Beispiele sind:

- »Warum wird es mir gelingen, mich zukünftig weniger verantwortlich für andere Menschen zu fühlen?«
- »Was spricht dafür, dass ich es schaffen werde, meine eigene Meinung mehr zu äußern?«

- »Was wäre ein Beweis dafür, dass ich kleine Fortschritte und Erfolge im Alltag mehr wahrnehme und anerkenne?«
- »Welche Indizien sprechen dafür, dass ich schlau bin?«
- »Was spricht dafür, dass ich XY schaffen werde?«

Wenn Sie negative innere Dialoge oder Gedanken haben, können Sie alternativ die vier Fragen nutzen, die an die Methode »The Work« der amerikanischen Achtsamkeitslehrerin Byron Katie[9] angelehnt sind.

- »Stimmt der Gedanke/der innere Dialog?«
- »Kann ich mit absoluter Sicherheit sagen, dass es stimmt?«
- »Wie reagiere ich auf diesen Gedanken/inneren Dialog?«
- »Wer oder was wäre ich ohne diesen Gedanken/inneren Dialog?«

Probieren Sie gern die ein oder andere Technik aus, um zu prüfen, welche für Sie stimmig sein könnte. Geben Sie sich ein wenig Zeit, die verschiedenen Methoden zu üben. In meiner Welt gibt es den *einen* Königsweg, der in allen Situationen und bei allen Menschen funktioniert, nicht.

10

»Ich kümmere mich darum …« Aufopfernde Sprache und People Pleasing

Solveig ist die Art von Kollegin, die alle mögen. Egal, ob es darum geht, ein Projekt in letzter Minute zu retten, Überstunden zu machen oder einfach nur für jemanden da zu sein – Solveig ist immer zur Stelle. Ihr Schreibtisch ist der zentrale Anlaufpunkt für alle im Büro. »Solveig, kannst du mir kurz helfen?« ist der Satz, den sie täglich mehrmals hört, und sie antwortet jedes Mal mit einem freundlichen Lächeln: »Natürlich, kein Problem!« Sie merkt allerdings zunehmend, dass es meistens doch zu einem Problem für sie wird.

An diesem Montagmorgen betritt Solveig das Büro mit einem festen Vorsatz: Heute wird sie sich mehr auf ihre eigenen Aufgaben konzentrieren und endlich das lang aufgeschobene Berichtswesen erledigen, das ihre Chefin schon angemahnt hat. Sie will nicht wieder in die Falle tappen, ihre Zeit an alle anderen zu verschenken. Doch kaum hat sie ihren Laptop aufgeklappt, taucht Mateo auf, ein Kollege aus der Nachbarabteilung.

»Solveig, hast du Zeit, mir bei dieser Präsentation zu helfen? Ich bin komplett aufgeschmissen.«

Solveig spürt, wie ihr Herz schneller schlägt. Mateo wirkt wirklich verzweifelt. Sie weiß, dass sie eigentlich »Nein« sagen sollte. Doch die Angst, Mateo zu enttäuschen, nagt an ihr.

»Klar, ich sehe mir das kurz an«, sagt sie, während sie innerlich seufzt. Zwei Stunden später ist Mateos Präsentation perfekt – und Solveigs eigener Bericht liegt noch immer unberührt vor ihr.

Am Nachmittag wird sie dann von ihrer Chefin, Frau König, ins Büro gerufen. »Solveig, ich habe bemerkt, dass du in letzter Zeit oft Aufgaben übernimmst, die eigentlich nicht in deinem Zuständigkeitsbereich liegen. Das ist einerseits lobenswert, andererseits mache ich mir Sorgen, dass du deine eigenen Projekte vernachlässigst und dich selbst überforderst.«

Solveig schüttelt eifrig den Kopf. »Nein, nein, das bekomme ich schon alles hin«, versichert sie. In ihrem Inneren jedoch wächst die Panik. Sie hat das Gefühl, alle Erwartungen erfüllen zu müssen – die ihrer Kolleg:innen, die ihrer Chefin und vor allem ihre eigenen, immer perfekt zu sein.

Der Tag endet wie so viele andere: Solveig verlässt das Büro spät, erschöpft und mit einem schlechten Gewissen, weil sie ihren eigenen Aufgaben nicht nachgekommen ist. Zu Hause fällt sie ins Bett, das ständige Grübeln über ihre unerledigten Aufgaben lässt sie kaum schlafen.

Die Tage vergehen, und Solveigs Erschöpfung wächst. Sie fühlt sich wie eine Marionette, gezogen von den Erwartungen und Wünschen anderer.

Solveig hat ein großes Verantwortungsgefühl. Sie stellt ihre eigenen Bedürfnisse eher hintan. Sie fühlt sich dafür verantwortlich, dass es ihren Mitmenschen gut geht. Sie selbst möchte niemandem zur Last fallen. Ihr fällt es sehr schwer, »Nein« zu sagen, weshalb sie auch Aufgaben übernimmt, für die sie eigentlich keine Zeit hat. Bei ihr werden Sorgen und Probleme sehr gern abgeladen, denn sie wird für ihre Empathie und Hilfsbereitschaft geschätzt. Mit aller Macht versucht Solveig, mögliche Konflikte zu vermeiden und nach Anerkennung zu streben. Im beruflichen Kontext wird die Tendenz zu diesem sogenannten People Pleasing durch die ausgeprägte Einsatzbereitschaft, die Konfliktvermeidung, die vermeintliche Flexibilität und die hohe Serviceorientierung oft positiv verstärkt.

People Pleasing beschreibt ein Verhalten, bei dem jemand übermäßig darauf bedacht ist, es anderen recht zu machen. Diese Menschen stellen oft ihre eigenen Bedürfnisse und Wünsche zurück, um Konflikte zu vermeiden oder die Zufriedenheit anderer zu gewährleisten. Sie opfern sich auf. Man kann hier schon von einer Art »Harmoniesucht« sprechen. Sie stimmen oft Dingen zu, die sie eigentlich gar nicht möchten, haben Angst vor Ablehnung oder setzen sich übermäßig stark für die Bedürfnisse anderer ein, selbst wenn es ihr eigenes Wohlbefinden beeinträchtigt. Solveig aus unserem Beispiel weiß ganz genau, dass sie keine Zeit für Mateos Präsentation hat, und trotzdem stimmt sie zu, ihm zu helfen.

People Pleasing vs. Helfersyndrom

People Pleasing: Ein starkes Bestreben, es anderen recht zu machen, um Anerkennung und Akzeptanz zu erhalten. Betroffene Personen vermeiden Konflikte und setzen selten Grenzen. Es kann zur Vernachlässigung der eigenen Identität und Bedürfnisse führen.

Helfersyndrom: Ein übersteigertes Bedürfnis zu helfen, um sich wertvoll zu fühlen. Betroffene Menschen fühlen sich nur in Beziehungen wohl, in denen sie gebraucht werden. Es führt oft zu Erschöpfung und Vernachlässigung eigener Bedürfnisse.

Unterschiede: Das Helfersyndrom zielt auf Bestätigung durch Hilfe, das People Pleasing auf Vermeidung von Ablehnung durch Anpassung.

Der Begriff »People Pleasing« stammt aus dem Englischen, wobei »people« für Menschen und »pleasing« für Gefallen steht. Er wird verwendet, um Verhaltensweisen zu beschreiben, die auf dem starken Wunsch nach sozialer Akzeptanz basieren. Das People-Pleasing-Verhalten wird auch häufig mit einem Chamäleon verglichen, weil die Betroffenen sich, genau wie Chamäleons, ständig ihrer Umgebung anpassen.

Was sich in Solveigs Beispiel sehr deutlich zeigt, ist ihre aufopfernde Sprache. Diese Form der Kommunikation kommt besonders häufig im People Pleasing vor. Typische Sätze von Menschen mit People-Pleasing-Tendenz sind z. B.:

- »Ich kann sie einfach nicht hängen lassen.«
- »Er hat es gerade nicht leicht. Er braucht mich jetzt.«
- »Mach dir keine Sorgen, ich kümmere mich schon darum.«
- »Es ist kein Problem. Ich mache das gern.«
- »Die andere Person hat mir auch schon so oft geholfen.«
- »Andere Menschen haben größere Probleme als ich.«
- »Ich kann nicht einfach tatenlos zusehen, wenn jemand Hilfe braucht.«
- »Ich hoffe, das war in Ordnung so für dich.«
- »Es ist mir egal. Wir können das gern so machen, wie du es willst.«
- »Es tut mir leid. Ich hätte es noch besser machen müssen.«

Weitere Anzeichen für People Pleasing:

- übermäßiges Entschuldigen
- häufige Zustimmung
- anderen Menschen sehr schnell vergeben
- eigene Meinung selten äußern

* Schwierigkeiten, Nein zu sagen
* Konflikten aus dem Weg gehen
* eigene Bedürfnisse selten äußern
* Schwierigkeiten, mit Kritik umzugehen
* nicht um Hilfe bitten
* sich mit Meinung und Perspektive anpassen
* Vermeiden von Diskussionen
* übermäßige Absicherung, z. B. wird nicht nur eine Person um Rat gefragt, sondern 3 bis 7 Menschen
* sehr kritischer Umgang mit sich selbst

People Pleasing hat multifaktorielle Ursachen; oft handelt es sich um eine Kombination von persönlichen Erfahrungen, psychologischen Faktoren und sozialen Einflüssen. In der Kindheit wird das Bedürfnis, anderen zu gefallen, durch eine Umgebung geprägt, in der Liebe und Anerkennung nur bei der Erfüllung der Erwartungen anderer ausgestrahlt werden. Familiendynamiken, in denen Konflikte vermieden werden oder Kinder nur dann Zuneigung erfahren, wenn sie hohe Leistungen zeigen, können ebenfalls dazu führen, dass die Kinder als People Pleaser heranwachsen. Kinder, die häufig hören, dass sie brav oder nicht so laut sein sollen, neigen im weiteren Verlauf zu einer übermäßigen Anpassung. Auch Mobbingerfahrungen in der Schulzeit begünstigen People Pleasing.

Gesellschaftliche und kulturelle Normen verstärken den Druck, anderen zu gefallen und Harmonie zu fördern. In vielen Kulturen und Gesellschaften wird beispielsweise von Frauen erwartet, dass sie sich besonders um das Wohl anderer kümmern, Konflikte vermeiden und stets höflich und anpassungsfähig sind. Durch diese Normen stellen Frauen ihre eigenen Bedürfnisse und Wünsche zugunsten der Erwartungen anderer oft zurück. In vielen Familien wird häufig noch vorausgesetzt, dass Frauen den Haushalt führen und sich um die emotionalen Bedürfnisse der Familienmitglieder kümmern, was ihre eigenen beruflichen und persönlichen Ambitionen in den Hintergrund drängt.

Persönliche Unsicherheiten und die Angst vor Ablehnung können Menschen dazu bringen, übermäßig nach Harmonie zu streben. Zudem werden People-Pleasing-Verhaltensweisen auch durch Beobachtungen und Nachahmung von Vorbildern oder durch soziale Lernprozesse erworben. Diese Faktoren wirken oft zusammen. Beim People Pleasing handelt es sich übrigens nicht um eine psychische Erkrankung.

People Pleasing kann dennoch erhebliche gesundheitliche Auswirkungen haben, da das ständige Streben, es anderen recht zu machen und Konflikte zu vermeiden, sowohl physische als auch psychische Belastungen mit sich bringt. Die dauerhafte Sorge um die Zufriedenheit anderer führt zu chronischem Stress, der das Immunsystem schwächt. In einer Studie aus dem Jahr 2016 zeigte sich, dass das Gehirn von Menschen mit People-Pleasing-Tendenz mehr psychischen Stress empfindet, wenn es zu einer Meinungsverschiedenheit kommt, auch wenn diese nicht ausgesprochen wird.[1] Die alleinige Feststellung, dass ihr Gegenüber eine andere Meinung hat, reicht Menschen mit People-Pleasing-Tendenz aus, um psychischen Stress zu erleben.

Diese ständige Anspannung kann auch zu körperlicher Erschöpfung und Schlafstörungen führen, was wiederum die allgemeine Lebensqualität beeinträchtigt. Psychisch gesehen löst das ständige Zurückstellen eigener Bedürfnisse Gefühle der Frustration, des Unwohlseins und des geringen Selbstwertgefühls aus. Das Risiko für Depressionen, Angststörungen und Burn-out ist erhöht. Menschen, die sich ständig anpassen und Konflikte vermeiden, erleben oft ein erhöhtes Maß an innerem Konflikt und emotionalem Stress, was ihre mentale Gesundheit weiter belasten kann.

Wortmedizin

People Pleasing kann die Betroffenen dauerhaft belasten und auch krank machen. Würde Solveig die nächsten Jahre genauso weitermachen, ist die Wahrscheinlichkeit sehr hoch, dass sie krank wird. Allein die zunehmende Erschöpfung und der tägliche Stress werden ihr früher oder später zu viel werden. Ein erster guter Gradmesser, den Sie nutzen können, lautet: Können Sie die nächsten fünf Jahre genauso weitermachen wie bisher und dabei gesund bleiben?

Diese Frage stelle ich gern im Coaching und meistens schaue ich in erstaunte Gesichter und die Betroffenen schütteln heftig mit dem Kopf. Denn die »Ausnahme« oder die »Phase«, von der immer gesprochen wird, dauert häufig schon einige Monate oder sogar Jahre an.

Es gibt Schritte, die Sie unternehmen können, um das People Pleasing und die aufopfernde Sprache zu überwinden und eine gesündere Balance zu finden, wenn Sie feststellen, dass es Sie bereits beeinträchtigt. Eine wichtige Maßnahme ist die Selbstreflexion, um die zugrunde liegenden Motive und Ängste zu identifizieren, die dazu führen, dass Sie anderen übermäßig entgegenkommen. Stellen Sie sich folgende Fragen:

- Welches Bedürfnis steckt hinter meiner übermäßigen Hilfsbereitschaft?
- Was erhoffe ich mir durch meine Aufopferung?
- Was hätte ich davon, wenn ich mich ein bisschen mehr um mich selbst kümmern würde?
- Was ist meine größte Befürchtung, wenn ich mich nicht mehr um alle(s) kümmere?
- Welche Emotionen löst es in mir aus, wenn ich es anderen nicht recht mache?

- Welche eigenen Bedürfnisse vernachlässige ich, indem ich immer für andere da bin?
- Welche Rolle spielt mein Selbstwertgefühl dabei, anderen zu helfen?
- Welche inneren Überzeugungen treiben mich an, immer für andere da zu sein?

Es ist entscheidend, Nein zu sagen und Grenzen zu setzen, um die eigenen Bedürfnisse zu respektieren.

- Machen Sie sich die Vorteile des »Neins« bewusst. Bevor Sie »Nein« sagen, überlegen Sie sich, warum das gut und sinnvoll ist.
- Wenn Sie sich in die Gefühle des Gegenübers versetzen, erkennen Sie gleichzeitig Ihre eigenen Gefühle an: »Ich glaube dir, dass du momentan echt viel zu tun hast und Unterstützung gut gebrauchen könntest, gleichzeitig bin ich …«
- Wenn Sie bereits im Voraus wissen, dass Sie »Nein« sagen wollen, dann bereiten Sie Ihre Antwort vor. Das nimmt Ihnen den Stress und das Nein fällt Ihnen leichter.
- Sie müssen nicht immer ein klares Nein formulieren. Wie wäre es mit einem Gegenangebot? »Diese Woche kann ich dich leider nicht unterstützen. Nächste Woche sieht mein Kalender aber schon luftiger aus. Ab Mittwoch könnte ich dir behilflich sein. Was hältst du davon?«
- Bedanken Sie sich! Das ist ebenfalls eine sanfte Form des Neinsagens. Es kann eine Form von Wertschätzung und Vertrauen darstellen, dass jemand auf Sie zukommt. »Vielen Dank, dass du ausgerechnet an mich denkst …«
- Ein Nein muss nicht immer hart sein. Es kann auch sanft sein, zum Beispiel so: »Dir scheint es sehr wichtig zu sein, dass ich dabei bin. Das ehrt mich sehr. Ich bleibe bei meinem Wort. Mir

> fehlen freie Kapazitäten.« Oder: »Ich schätze dein Vertrauen in mich und gleichzeitig bin ich gerade nicht in der Lage, dir in dieser Angelegenheit zu helfen.« Oder: »Ich habe erkannt, dass ich mich überlastet fühle, deshalb möchte ich mich darauf konzentrieren, mehr auf mich zu achten.«

Das Neinsagen kann am Anfang etwas ungewohnt und vielleicht sogar unangenehm sein. Es braucht etwas Zeit, um es zu üben und sicherer zu werden. Das INGA-Prinzip kann Ihnen hier, gerade zu Beginn, sehr behilflich sein.

INGA-Prinzip

I = Interesse zeigen
N = Nein sagen
G = Grund nennen
A = Alternativen aufzeigen

Beispiel:
»Danke für die Einladung zu deiner Grillparty. (I) Ich werde nicht kommen, (N) weil mir dieser zusätzliche Termin mit so vielen Menschen zu viel wird. (G) Was hältst du davon, wenn wir uns nächsten Monat zu zweit auf einen Kaffee treffen? (A)«

Sie müssen natürlich keine Alternative anbieten. Schauen Sie einfach, was in diesem Moment stimmig für Sie ist!

Das Setzen von Prioritäten und die Planung von Zeit für Selbstfürsorge sind entscheidend, um sich regelmäßig Ruhe- und Erholungsphasen zu gönnen. Darüber hinaus kann es hilfreich sein, professionelle Unterstützung von einem Therapeuten oder einer Beraterin in Anspruch zu nehmen. So können Sie die zugrunde liegenden Ursachen des Helfersyndroms besser verstehen und gesündere Bewältigungsstrategien entwickeln. Haben Sie realistische Erwartungen an sich selbst und andere und machen Sie sich bewusst, dass Sie nicht für das Glück und Wohlbefinden aller verantwortlich sind. Wir klauen im Alltag immer mal wieder die Probleme und Emotionen anderer Menschen – People Pleasing hin oder her. Dabei ist Diebstahl verboten. Schon Kindern bringen wir bei, nicht einfach den Bagger in der Sandkiste von einem anderen Kind zu klauen, sondern nachzufragen, ob man sich diesen leihen darf.

Im Coaching wird dieses Thema humorvoll behandelt. Wenn es die Situation erlaubt, gebe ich gern folgende Frage mit: »Oh, das Problem fehlt noch in meiner Problemsammlung. Darf ich es haben?« Spätestens hier merken viele, dass sie diese Frage nie formulieren würden, und erinnern sich zukünftig daran, sich nicht automatisch für das Problem verantwortlich zu fühlen, geschweige denn, es einfach anzunehmen. Zudem empfehle ich gern, zwischen einem Auftrag und einer Information zu unterscheiden. Die Kontrollfrage lautet hier: »Handelt es sich hierbei wirklich um einen Auftrag oder nur um eine Information?«

Ein Auftrag ist eine Anweisung oder Bitte, die dazu dient, eine bestimmte Handlung oder Aufgabe auszuführen. Ein Auftrag beinhaltet normalerweise eine klare Anweisung darüber, was getan werden soll, von wem und bis wann. Der Auftrag kann angenommen oder abgelehnt werden. Manche Aufträge werden in Form von Fragen formuliert, beispielsweise: »Ich bekomme es nicht allein hin, den Schrank aufzubauen. Kannst du mir dabei diese Woche bitte helfen?« Andere Aufträge wiederum werden in Form von Sätzen formuliert, beispielsweise: »Ich bitte dich, den Waffelteig für das Sommerfest vorzubereiten.«

Eine Information ist eine Mitteilung oder Darstellung von Tatsachen, die dazu dient, Wissen zu vermitteln oder andere über etwas zu informieren, z. B. »Ich bin gestresst« oder »Das Kopierpapier ist bald leer«. Bei dem zweiten Satz juckt es vielen schon in den Fingern. Manche fühlen sich bereits angesprochen und haben den Eindruck, jetzt sofort Kopierpapier besorgen zu müssen. Bevor Sie in Aktionismus verfallen, halten Sie kurz inne oder fragen Sie nach, wenn Ihnen danach ist, beispielsweise: »Wünschst du dir Unterstützung?« oder »Kann ich dir behilflich sein?«

Inneres Blaulicht

Achten Sie einmal im Alltag darauf, wie oft Ihr inneres Blaulicht angeht und Sie den Eindruck haben, dass Sie sich jetzt um etwas kümmern müssen, oder sich direkt darum kümmern. Versuchen Sie, kurz innezuhalten und sich selbst zu fragen: Ist das gerade ein Auftrag?

Je häufiger Sie sich solche Situationen bewusst machen, desto besser können Sie zukünftig damit umgehen.

Wichtig ist hierbei, dass es nicht darum geht, seinen Mitmenschen nicht mehr zu helfen. Es geht darum, sich nicht völlig zu verausgaben und die eigenen Grenzen nicht zu missachten. Erfahrungsgemäß ist es vielen Menschen gar nicht bewusst, wie häufig sie ihre eigenen Grenzen überschreiten oder sich verantwortlich fühlen, obwohl sie es gar nicht sind. Oft merken sie erst durch die ständige Erschöpfung, dass »irgendetwas« nicht stimmt. Erst dann reflektieren sie sich und überlegen, woher denn »plötzlich« diese Erschöpfung kommt.

Bei alldem ist wichtig, dass Sie den Weg der kleinen Schritte gehen. Überlegen Sie sich zunächst, an welcher kleinen Stellschraube Sie bereits eine Veränderung in Gang bringen können. Suchen Sie sich gern aus diesem Kapitel eine Strategie aus und fangen Sie an, diese mehr und mehr in den Alltag zu etablieren. An manchen Tagen wird es Ihnen leichterfallen als an anderen. Das ist vollkommen normal. Versuchen Sie, nachsichtig und liebevoll mit sich selbst zu sein. Hilfreich ist auch, das eigene Selbstbewusstsein zu stärken und das Selbstwertgefühl zu verbessern. Hierbei können gesunde und liebevolle innere Dialoge und Erinnerungen helfen, z. B.:

- »Ich bin auch viel wert, wenn ich nichts tue.«
- »Ich bin geliebt und in Sicherheit, auch wenn ich keine Kraft habe, anderen zu helfen.«
- »Ich nehme selbst Hilfe und Unterstützung an.«
- »Meine Bedürfnisse sind genauso wichtig wie die der Menschen, denen ich helfe.«
- »Ich verdiene es, mir Zeit für mich selbst zu nehmen und meine eigenen Interessen zu verfolgen.«
- »Ich schicke meinen inneren Anteil, der meint, ständig arbeiten zu müssen, in die gemütlichste Hängematte der Welt.«
- »Ich habe das Recht, für mich selbst einzustehen und meine eigenen Entscheidungen zu treffen.«
- »Ich bin genug, auch wenn ich nicht immer für andere da sein kann.«
- »Ab sofort traue ich meinen Mitmenschen zu, dass sie sich selbst helfen können.«
- »Ich akzeptiere meine Grenzen und erlaube mir, meine eigenen Bedürfnisse zu respektieren.«

11

»Du übertreibst!«
Vorwürfe

»Ich glaube das einfach nicht«, sagt Jonte schockiert, als er den Kühlschrank öffnet, »schon wieder so ein Plastik-Eisbergsalat – ekelhaft.«

»Rami?«, ruft Jonte aus der Küche quer durch die Wohnung. »Ich komme!«, schallt es aus dem Wohnzimmer zurück. Kaum hat Rami die Küche betreten, ahnt er schon, was los ist.

»Rami, Eisbergsalat in Plastik verpackt – dein Ernst?!« Jonte wirbelt den Salat durch die Luft.

»Oh Jonte, findest du nicht, dass du ein bisschen übertreibst?« Rami ist genervt.

»Übertreiben? Rami, ich muss dir doch jetzt wirklich nicht nochmal erklären, warum wir auf Plastik verzichten, oder?«, sagt Jonte kopfschüttelnd.

»Du kaufst ständig neue Geräte und Zubehör, weil du denkst, sie wären umweltfreundlicher, obwohl sie in der Produktion und Entsorgung mehr Schaden anrichten könnten als das, was wir bereits haben, und DU erzählst mir etwas von Plastikmüll. Das ist echt lächerlich!« Rami ist völlig außer sich.

»Rami, ich mache das alles nicht nur für mich. Ich mache es für uns beide! Wenn ich sehe, wie du dich in den letzten Monaten benimmst, fühlt es sich an, als ob du unsere gemeinsamen Be-

mühungen nicht wertschätzt. Du sparst nicht mal beim Stromverbrauch – du lässt immer die Lichter brennen. Jeden Tag muss ich das Licht im Bad wieder ausschalten, weil du es angelassen hast. Das nervt! Außerdem bist du derjenige, der hier Berge von Plastikmüll produziert.«

»Du übertreibst maßlos. Wo bleibt denn da noch die Freude am Alltag? Ständig muss ich Angst haben, etwas falsch zu machen, weil du immer nur meckerst. Das ist nicht nachhaltig genug, da hätte ich lieber Rad fahren sollen, Küchenrolle ist verboten, Plastik auch und den Beutel für den Einkauf muss ich auch immer dabeihaben. Dann noch deine ständigen Fast-Fashion-Vorträge! Das ist übertrieben!«

»Du hast anscheinend wirklich den Ernst der Lage nicht verstanden«, sagt Jonte ernst.

Bei Jonte und Rami ist das geschehen, was bei 63 Prozent der deutschen Paare mindestens einmal im Monat passiert – es fliegen die Fetzen. Bei 14 Prozent gibt es sogar wöchentlich Streit.[1]

Die meisten Streit- und Konfliktsituationen beginnen mit Vorwürfen. Ein Vorwurf ist eine Äußerung oder eine Beschuldigung, bei der jemandem ein Fehlverhalten oder ein Versäumnis vorgeworfen wird. Es handelt sich dabei oft um eine kritische Anklage oder einen Tadel, der darauf abzielt, eine Person auf ein Problem oder einen Fehler aufmerksam zu machen. Das Wort verrät es schon sehr gut. Es geht darum, dass sich Menschen gegenseitig mit Worten »bewerfen«. Vorwürfe haben deshalb meistens etwas Aggressives an sich. Sie können eine sehr unterschiedliche Architektur haben. Typische Merkmale sind:

* **Generalisierungen:** Bei Vorwürfen wird häufig mit Generalisierungen, wie *immer, jede:r, keine:r, nie, alle* etc., gearbeitet.
* **Übertreibungen:** Die beschriebenen Situationen werden aufgebauscht und übertrieben dargestellt.

* **Du-Botschaften:** Vorwürfe werden häufig in Form von Du-Botschaften kommuniziert. So wie Rami, der in unserem Beispiel Folgendes sagt: »Du kaufst ständig neue Geräte und Zubehör.«
* **Problemorientierung:** Vorwürfe bieten in der Regel keine Lösung an. Sie beziehen sich meistens nur auf Probleme und die Vergangenheit.
* **Charaktereigenschaften:** Es werden häufig Charaktereigenschaften angegriffen, z. B. »Du bist immer so empfindlich«.
* **Subjektivität:** Vorwürfe sind subjektiv und spiegeln die eigene Perspektive und Wahrnehmung wider.
* **Emotionalität:** Eine häufige Begleiterscheinung von Vorwürfen sind Emotionen, wie Wut und Ärger.
* **anklagender Ton:** Die Art, wie Vorwürfe kommuniziert werden, ist meistens sehr anklagend und beschuldigend. Manche Menschen werden sehr laut dabei.
* **fehlender Perspektivenwechsel:** Es wird sich häufig nicht auf die Perspektive, die Gefühle und die Bedürfnisse der anderen Person eingelassen. Personen, die Vorwürfe aussprechen, beziehen sich oft auf ihre eigenen (verletzten) Gefühle und Bedürfnisse.
* **negative Absicht:** Bei Vorwürfen wird der anderen Person eine negative Absicht unterstellt.

Vorwürfe kommen vor allem dann zum Tragen, wenn sich schon lange Zeit etwas angestaut hat. Viele Menschen warten sehr lange, bis sie Dinge ansprechen, die sie belasten oder stören. Zum einen scheuen sie den Konflikt, zum anderen wollen sie aus einer »Mücke« keinen »Elefanten« machen. Allerdings passiert genau das, wenn Menschen zu lange warten – der Elefant steht groß und schwer im Raum. Nur weil Sie etwas eine Zeit lang aushalten können, bedeutet es nicht, dass Sie es aushalten müssen. Die Frage ist hier also nicht: *Kann* ich das tolerieren?, sondern: *Möchte* ich das tolerieren?

Die Palette an Vorwürfen ist so bunt wie ein Tuschkasten. Nachfolgend tauchen wir in die verschiedenen Farben von Vorwürfen ein:

- **direkte Vorwürfe:** Diese Form ist klar und explizit. Der Vorwurf wird direkt und konfrontativ ausgesprochen, z. B. »Du übertreibst mit der Nachhaltigkeit«.
- **indirekte Vorwürfe:** Indirekte Vorwürfe sind subtiler und können durch Andeutungen oder unklare Formulierungen geäußert werden, z. B. »Es wäre schön, wenn hier alle das Thema Nachhaltigkeit etwas ernster nehmen würden«.
- **vergleichende Vorwürfe:** Diese Vorwürfe beinhalten Vergleiche zwischen Personen oder Situationen, z. B. »Daliah stellt sich nie so an wie du«.
- **wertende Vorwürfe:** Diese Art greift nicht nur das Verhalten an, sondern macht auch eine wertende Aussage über die Person, z. B. »Du bist immer so unzuverlässig«.
- **moralische Vorwürfe:** Moralische Vorwürfe beziehen sich auf ethische oder moralische Standards und werfen vor, diese nicht eingehalten zu haben, z. B. »Es ist nicht fair, wie du dich verhältst«.
- **Selbstmitleids-Vorwürfe:** Hier wird das eigene Leid genutzt, um andere zu beschuldigen oder sich als Opfer darzustellen, z. B. »Immer lässt du deine schlechte Laune an mir aus«.
- **Vorwürfe mit emotionaler Erpressung:** Diese Vorwürfe nutzen emotionale Manipulation, um ein bestimmtes Verhalten zu erzwingen, z. B. »Würde ich dir wirklich etwas bedeuten, hättest du so etwas nicht gesagt«. (Siehe »Gaslighting«, Kapitel 14.)
- **retrospektive Vorwürfe:** Diese Form bezieht sich auf vergangene Situationen und zeigt nachtragendes Verhalten, z. B. »Letztes Jahr im Sommer hast du mich auch so im Stich gelassen, als es um die Organisation der Grillparty für Josh ging«.

* **hypothetische Vorwürfe:** Diese Vorwürfe basieren auf hypothetischen oder spekulativen Szenarien und beschuldigen eine Person, bevor etwas tatsächlich eingetreten ist, z. B. »Wenn du so weitermachst, können wir die Grillparty von Josh gleich absagen«.

Blicke, abfällige Gesten, Seufzen und kritische Mimik können Formen von nonverbalen Vorwürfen sein. Seien Sie hier jedoch vorsichtig mit Anschuldigungen, denn ein Blick kann auch mal schnell fehlinterpretiert werden. Fragen Sie lieber nach, bevor Sie einer Person etwas Falsches unterstellen, z. B.: »Ich habe den Eindruck, dass du gerade genervt bist, liege ich damit richtig?«

Insbesondere in Beziehungen kommt es oft zu Vorwürfen. Häufig geht es darum, dass sich Menschen nicht gesehen fühlen oder Bedürfnisse unbefriedigt bleiben. Laut einer Studie aus dem Jahr 2023 ist schlechte Kommunikation der zweithäufigste Trennungsgrund. 47 Prozent der Frauen und 40 Prozent der befragten Männer gaben an, sich trennen zu wollen, wenn sie das Gefühl hätten, nicht richtig mit dem Partner oder der Partnerin sprechen zu können, oder es häufig zu Missverständnissen käme.[2] Eine Weile kann dieses Defizit kompensiert werden, dauerhaft allerdings nicht.

Übrigens: In Vorwurfssituationen wird zur Abwehr häufig die »Whataboutism-Strategie« genutzt. Whataboutism ist eine rhetorische Taktik, bei der jemand auf einen Vorwurf oder eine Kritik nicht direkt eingeht, sondern stattdessen auf ein anderes, oft vermeintlich ähnliches Problem verweist. Das Ziel ist hierbei, von der ursprünglichen Frage oder dem ursprünglichen Problem abzulenken. Whataboutism wird meistens folgendermaßen eingeleitet: »Ja, und was ist mit …« oder »Aber andere Unternehmen …« oder »Ja, aber in anderen Situationen …«.

3 Merkmale von Whataboutism

Ablenkung: Statt das ursprüngliche Thema zu behandeln, wird auf ein anderes Thema verwiesen.
»Auch interessant, dass jetzt niemand mehr über die Gaslieferungen spricht.«

Vergleich: Es wird ein Vergleich zu einem anderen Verhalten oder einer anderen Situation gezogen, oft um den Eindruck zu erwecken, dass das ursprüngliche Problem weniger relevant ist.
»Aber früher durften Frauen nicht arbeiten und wählen – jetzt schon. Ich finde, dass Frauen und Männer gleichberechtigt sind.«

Vermeidung von Verantwortung: Whataboutism wird häufig verwendet, um Verantwortung oder Schuld zu vermeiden, indem das Gespräch in eine andere Richtung gelenkt wird.
»Was ist mit den Umweltschäden, die andere Länder verursachen? Dagegen sind doch unsere Umweltbelastungen nichts. Ich denke, dass es sowieso nichts bringt, irgendetwas für die Umwelt zu tun, solange andere das CO_2 in die Luft schleudern.«

Wortmedizin

Dass Vorwurfssituationen stressig sind, ist nun sehr deutlich geworden. Ebenfalls, dass es vielen Menschen sehr schwerfällt, die eigenen Bedürfnisse zu äußern oder mit solchen umzugehen. Es wäre also optimal, wenn sowohl ein Dialog stattfindet als auch etwas, das den Stress abbaut. Zu schön, um wahr zu sein? Nicht ganz. Die Lösung lautet: »Gehspräche«. Ja, Sie haben richtig gelesen: »GeH-spräche«.

In der amerikanischen Office-Kultur, in der To-go-Becher schon fast ein Accessoire sind, ist die Rede von »Walking Meetings« oder »Walk and Talk Meetings«. Auch nach Deutschland ist dieser Trend herübergeschwappt. Immer mehr Psychotherapien finden in Form von »Gehsprächen« statt. Nicht umsonst ist hierbei oft die Rede von »bewegten Gesprächen«.

Bevor Sie jemanden mit Vorwürfen bombardieren, gehen Sie mit dieser Person, oder zunächst allein, spazieren. Auch wenn es schon einen Konflikt gibt, kann ein Spaziergang helfen. Konflikte oder Vorwurfssituationen beim Spazierengehen zu klären, hat mehrere Vorteile. Zum einen findet keine direkte Konfrontation statt, wie bei einem Gespräch am Tisch, bei dem man Blickkontakt halten soll. Auch das ist für manche Menschen schon ein Stressor. Zum anderen haben sowohl die Natur als auch die Bewegungskomponente positive Auswirkungen auf Körper, Geist und Seele.

Das Max-Planck-Institut für Bildungsforschung kam in einer Studie zu dem Ergebnis, dass Spaziergänge an der frischen Luft positive Auswirkungen auf die Stimmung, die Konzentration, das Arbeitsgedächtnis und die Psyche haben.[3] Das Arbeitsgedächtnis dient u. a. der kurzfristigen Speicherung von Informationen.

Wer seine durchschnittliche Schrittzahl von 4000 Schritten auf 8000 Schritte pro Tag steigert, reduziert Studien zufolge das allgemeine Sterberisiko nach zehn Jahren um 50 Prozent. Dabei ist das Tempo tatsächlich nicht relevant. Mehr Schritte pro Tag stehen im Zusammenhang mit der Reduzierung von Herz-Kreislauf-Erkrankungen und einem geringeren Risiko, an Krebs zu erkranken.[4]

Aber auch die Art und Weise, wie Menschen ihre Gefühle verarbeiten und mit negativen Nachrichten umgehen, wird von Bewegung beeinflusst. Sehen Menschen einen traurigen Filmausschnitt, sind sie länger niedergeschlagen und haben häufiger Schwierigkeiten mit ihrer Gefühlsregulierung, wenn sie sich zuvor nicht ausgiebig bewegt haben. Wer in Bewegung ist oder war, kann also Gefühle schneller und besser verarbeiten. Er oder sie nimmt negative Ereignisse genauso wahr wie andere Menschen, doch versackt nicht in negativen Emotionen. Durch Spaziergänge verlieren sich Menschen weniger in das, was auch als Rumination bezeichnet wird.[5] Rumination in Bezug auf die Psyche beschreibt das wiederholte, zwanghafte und oft unkontrollierte Grübeln über negative Gedanken, Gefühle oder Ereignisse (siehe Kapitel 4).

Alternativ kann Ihnen die VW-Regel behilflich sein. Mit VW ist nicht der Automobilriese aus Wolfsburg gemeint. VW steht hier für Vorwurf – Wunsch. Das bedeutet, aus Vorwürfen Wünsche zu formulieren. Also anstatt »Nie hilfst du im Haushalt« lieber »Ich wünsche mir, dass du mir zukünftig im Haushalt hilfst«. Die Wahrscheinlichkeit, dass sich Ihr Gegenüber bei Vorwürfen öffnet oder gar einsichtig Empathie zeigt, ist eher gering.

Wenn Sie selbst dazu neigen, anderen Menschen oder sich selbst Vorwürfe zu machen, können Ihnen außerdem folgende Strategien behilflich sein:

* **Reflexion:** In welchen Momenten und Situationen neigen Sie besonders zu Vorwürfen? Wie können Sie diese Situationen vermeiden oder anders gestalten?
* **Stress und Mental Load reduzieren:** Je gestresster Sie sind, desto eher bringt ein Tropfen Ihr Fass zum Überlaufen. Sorgen Sie für einen Ausgleich und versuchen Sie, Mental Load zu reduzieren.
* **Lösungsorientierung:** Fragen Sie sich in solchen Situationen sofort: Was ist mein Ziel? Benennen Sie eher die Lösung anstatt das Problem, z. B.: »Mir wird es zu viel, wenn ich die Aufgabe zusätzlich übernehme. Wie können wir uns besser aufteilen?«
* **Ich-Botschaften:** Vermeiden Sie Du-Botschaften und sprechen Sie aus Ihrer Perspektive heraus, z. B.: »Ich fühle mich gerade mit der Kinderbetreuung alleingelassen. Das überfordert mich.«

* **Auszeiten:** Wenn Sie eine Situation emotional sehr fordert, dann verlassen Sie kurz den Raum, bevor Sie aus Überforderung der anderen Person einen Vorwurf machen: »Ich brauche kurz Zeit für mich. Ich bin gleich wieder da.«

Wenn sich jemand Ihnen gegenüber aufbrausend, vorwurfsvoll oder gar aggressiv verhält, können Sie die Strategien aus Kapitel 20 umsetzen. Weitere hilfreiche Sätze bei Vorwürfen sind zum Beispiel die folgenden:

* »Was genau meinst du damit …?« (sachliche Frage)
* »Ich empfinde es gerade so …« (eigene Perspektive schildern)
* »In der Vergangenheit hatte ich den Eindruck, dass …« (eigene Perspektive schildern)
* »Ich glaube dir, dass du die Situation so wahrgenommen hast. Ich habe die Situation anders erlebt, und zwar …« (klare Abgrenzung)
* »Ich habe dich gerade gefragt, wie es dir geht, und dann habe ich den Eindruck gehabt, dass du mir XY vorwirfst …« (Beobachtung benennen)
* »Ich fühle mich gerade …« (eigene Gefühle benennen)
* »Ich habe gerade das Gefühl, dass du wütend darüber bist, dass … Liege ich damit richtig?« (Gefühle erfragen – Bitte formulieren Sie solche Fragen sehr sensibel, damit Sie nicht übergriffig wirken.)
* »Geht es gerade wirklich um XY oder geht es dir gerade um etwas anderes?« (Kernproblem erörtern)
* »Wie kann ich dich gerade unterstützen?« (liebevolles Nachfragen)
* »Was brauchst du gerade?« (liebevolles Nachfragen)
* »Bitte entschuldige, dass ich dich verletzt habe.« (aufrichtiges Entschuldigen)

* »Es tut mir aufrichtig leid, dass dich mein Handeln/meine Worte verletzt haben. Das war nicht meine Absicht.« (aufrichtiges Entschuldigen)
* »Danke, dass du dich gerade so öffnest. Lass uns gemeinsam schauen, wie wir mit XY zukünftig umgehen können.« (wertschätzender und konstruktiver Umgang)

Ihre Reaktion sollte natürlich auf Ihr Gegenüber abgestimmt werden, denn in Streit- und Konfliktsituationen reagieren Menschen sehr unterschiedlich und nehmen auch Sätze wie die oben genannten individuell wahr.

Beispielsweise beim letzten Satz fühlen sich manche Menschen sehr gesehen und andere wiederum fühlen sich vielleicht provoziert. Gleichzeitig sollten Sie nur die Sätze wählen, die zu Ihnen passen und sich stimmig anfühlen, andernfalls wirken Sie nicht authentisch. Bitte entschuldigen Sie sich nur dann, wenn Sie Ihre Entschuldigung aufrichtig meinen!

12

Fight, flight, freeze oder fawn
Kommunikative Stresssituationen

Ruby ist eine aufstrebende Autorin und Aktivistin aus Berlin. Mit ihrer engagierten und eloquenten Art hat sie sich eine beträchtliche Community auf Instagram und ihrem Blog aufgebaut, wo sie regelmäßig über feministische Themen und soziale Gerechtigkeit schreibt. Ihre Beiträge werden begeistert aufgenommen und sie genießt den positiven Zuspruch der Lesenden.

Eines Tages, inspiriert von den aktuellen Diskussionen um Gleichberechtigung und Frauenrechte, entschließt sich Ruby, ein Foto auf Instagram zu posten. Das Bild zeigt sie vor einem riesigen Wandgemälde einer starken, kämpferischen Frau, die ihre Faust in die Luft reckt. Darunter schreibt Ruby: »Die Zukunft ist weiblich. Männer aufgepasst: Jetzt sind die Frauen dran, die Welt zu verändern!«

Innerhalb von Stunden erreicht das Bild Tausende Likes, doch die Kommentare sind gemischt. Einige loben ihren Mut und ihre Entschlossenheit. »Genau das brauchen wir!«, schreibt eine Followerin. »Danke, dass du für uns alle sprichst«, kommentiert eine andere.

Doch nicht alle Reaktionen sind positiv. »Und was ist mit den Männern?«, schreibt jemand. »Das ist doch umgekehrter Sexismus!«, empört sich ein anderer. »Wieder jemand, der nicht ver-

standen hat, dass es nicht nur zwei Geschlechter gibt!«, ergänzt eine weitere Person. »Feminismus sollte für Gleichberechtigung stehen, nicht für Überlegenheit. Dein Post spaltet«, schreibt eine andere Person. Einige Kommentare gehen noch weiter: »Das ist der Grund, warum so viele Leute ein Problem mit dem modernen Feminismus haben. Du machst es nur schlimmer.«

Die Diskussion eskaliert schnell und Ruby findet sich plötzlich inmitten eines Shitstorms wieder. Die Kritik kommt nicht nur von Männern, sondern auch von Frauen. »Ruby, ich bewundere deine Arbeit, aber dieser Slogan klingt, als würdest du Männer ausschließen«, kommentiert eine langjährige Leserin. »Feminismus bedeutet doch Gleichberechtigung für alle, und nicht, dass Frauen die Männer verdrängen sollen«, schreibt eine weitere Person. »Das Luxusproblem einer weißen Frau aus Berlin« – Das ist der letzte Kommentar, den Ruby liest, bevor sie panisch die App schließt. Sie hat Herzklopfen, schwitzige Hände und tausend Gedanken rasen ihr durch den Kopf. »So ist das doch alles nicht gemeint«, denkt sie.

Stressige Kommunikationssituationen finden nicht nur in unseren Beziehungen, Freundschaften, auf der Arbeit, im Alltag mit fremden Menschen oder in der Familie statt, sondern auch zunehmend online. Im Internet ist die Kommunikation oft wesentlich härter und teilweise auch ungesünder. Dies liegt an mehreren Faktoren, wie der Anonymität, die die Hemmschwelle für unhöfliches Verhalten senkt, und dem Fehlen nonverbaler Kommunikation, was Missverständnisse begünstigt. Echokammern und Filterblasen verstärken extreme Meinungen und reduzieren die Toleranz gegenüber abweichenden Ansichten. Echokammern sind Online-Umgebungen, in denen Menschen hauptsächlich Informationen erhalten, die ihre bestehenden Überzeugungen bestätigen, wodurch alternative Sichtweisen ausgeblendet werden. Filterblasen entstehen, wenn Algorithmen nur Inhalte zeigen, die den bisherigen Interessen und

Vorlieben eines Nutzers entsprechen, wodurch eine einseitige Sichtweise gefördert wird.

Zudem führen die schnelle Verbreitung und Reaktionsgeschwindigkeit im Internet zu impulsiven und ungefilterten Kommentaren. Die Entpersonalisierung der Kommunikation und die Algorithmen, die polarisierende Inhalte priorisieren, tragen ebenfalls zu einem raueren Ton bei. Mangelnde Verantwortlichkeit und die öffentliche Sichtbarkeit von Kommentaren verstärken dieses Verhalten weiter, während ständige soziale Vergleiche und der Wettbewerb um Anerkennung aggressive Kommunikation fördern können. All diese Faktoren begünstigen Stress.

Das Gehirn schaltet in unangenehmen Kommunikationssituationen in einen der vier Alarmmodi. Entweder kommt der Befehl zu »kämpfen« (fight), dann entfacht häufig ein Konflikt, in dem ein Wort das andere gibt. Es wird diskutiert und die Situation kocht immer weiter hoch. Teilweise kann es so weit gehen, dass die Kommunikation beleidigend und respektlos wird. Es ist ein Krieg mit Worten. Möglicherweise werden die Beteiligten immer lauter und schreien sich eventuell sogar an. Die Situation eskaliert völlig. Im »fight«-Modus werden im Körper verschiedene physiologische Reaktionen ausgelöst, um die Bereitschaft zur Abwehr oder zum Angriff zu erhöhen. Dazu gehören eine erhöhte Herzfrequenz, ein hoher Blutdruck, eine verstärkte Durchblutung der Muskeln sowie die Freisetzung von Stresshormonen, wie Adrenalin und Cortisol. Diese Reaktionen bereiten den Körper darauf vor, energisch zu handeln und sich gegen die wahrgenommene Bedrohung zu verteidigen. Bei vielen Menschen folgt anschließend eine Phase absoluter Erschöpfung und es kommt teilweise sogar zu Traurigkeit.

Der Fluchtmodus (flight) stellt die zweite der vier typischen Reaktionen auf Konfliktsituationen dar. Hier neigt die betroffene Person dazu, der Auseinandersetzung auszuweichen oder sich zurückzuziehen. Das war auch der Impuls von Ruby aus unserer Geschichte.

Diese Reaktion kann sich auf verschiedene Weisen äußern: Zum einen kann eine Person physisch flüchten, indem sie buchstäblich den Ort verlässt, sich zurückzieht oder sich isoliert, ohne das Problem anzugehen oder zu lösen. Zum anderen kann sie sich emotional distanzieren, indem sie Gefühle wie Wut, Frustration oder Angst unterdrückt. Darüber hinaus kann passiv-aggressives Verhalten auftreten, wobei die Person ihre Unzufriedenheit oder ihren Ärger indirekt ausdrückt, etwa durch Sarkasmus oder das Unterlassen von Aufgaben. Auch die Vermeidung von Konfrontation ist eine mögliche Strategie. Die betroffene Person meidet hier bewusst Konfrontationen oder entsprechende Personen, um sich innerlich zu schützen, indem sie schwierige Gespräche umgeht oder wichtige Themen nicht anspricht. Nicht zuletzt können auch körperliche Symptome auftreten, wie Herzrasen, Schwitzen, Zittern oder Magenbeschwerden, wenn jemand sich in einer stressigen oder konfliktreichen Situation befindet und versucht, sich davon zu distanzieren. Bei manchen Menschen kommt es auch zu Schlafproblemen und innerer Unruhe.

Die dritte Möglichkeit, die das Gehirn in Betracht zieht, ist »Einfrieren« (freeze). Die betroffenen Personen erleben in kommunikativen Stresssituationen eine Art »Blackout«. Sie erstarren buchstäblich und sind unfähig, sich zu bewegen oder zu handeln. Daraus resultiert auch oft eine absolute Sprachlosigkeit. Die betroffenen Personen bekommen kein Wort mehr über die Lippen und haben oft einen sehr trockenen Mund. Diese Erstarrung kann auch das Denken betreffen, indem die Person geistig blockiert ist und Schwierigkeiten hat, klar zu denken oder sich angemessen auszudrücken. Auch körperliche Symptome, wie ein schneller Herzschlag, flache Atmung oder ein Gefühl von Erstarrung in den Muskeln, können auftreten. Personen im »Freeze-Modus« fühlen sich meistens absolut hilflos. Wenn sie Abstand von der Situation gewonnen haben und ein wenig Zeit vergangen ist, fallen ihnen plötzlich sehr viele und gute Möglichkeiten ein, wie sie hätten reagieren können. Dann ärgern sie sich oft im Nachhinein, dass es ihnen nicht gelungen ist, sich selbst zu schützen, und machen sich Vorwürfe.

Es kann auch dazu kommen, dass das Gehirn auf »Unterwerfung« (fawn) umstellt und Menschen anfangen, sich zu rechtfertigen oder durch übermäßige Anpassung aus der Situation zu befreien. Durch den Stress sagen sie häufig Dinge, die gar nicht so gemeint sind und später bereut werden. Häufig schmälern die Personen ihren eigenen Wert oder geben sich selbst für alles die Schuld, obwohl das gar nicht der Wahrheit entspricht. Es kommt zu falschen Zugeständnissen und übertriebener Freundlichkeit. Das Gehirn will schnellstmöglich für Frieden sorgen. In diesem Modus neigen Menschen dazu, ihre eigenen Bedürfnisse zu vernachlässigen und sich anzupassen, um Konfrontationen zu vermeiden. Auch hier können wieder körperliche Symptome, wie ein erhöhter Herzschlag, Muskelverspannungen oder Magenbeschwerden, auftreten, wenn die Person versucht, ihre Emotionen zu unterdrücken oder die Stressreaktion ihres Körpers zu kontrollieren. Insbesondere Menschen mit einem großen Bedürfnis nach Harmonie kennen solche Situationen. Wenn die Situation abgeklungen ist, ärgern sich viele, dass sie sich wieder haben »breitquatschen« lassen.

Alltagscheck

In kommunikativen Stresssituationen neigt der Körper zu einem der vier Modi – Kampf, Flucht, Einfrieren, Unterwerfung.
Mit welcher »Überlebensstrategie« reagieren Sie am häufigsten in Konflikt- und Beschwerdesituationen?
Kommunikative Stresssituationen können online und offline sehr unterschiedlich aussehen. Besonders stressig sind für die meisten Menschen folgende Situationen:

Online:

* Missverständnisse aufgrund fehlender nonverbaler Kommunikation (Mimik, Gestik, Blick)
* viele Nachrichten und schnelle Reaktionen (Reizüberflutung)
* persönliche Angriffe und respektloses Verhalten
* Verbreiten falscher Informationen
* Shitstorm
* schlechte Rezensionen
* negative Kommentare oder sogar Hasskommentare
* fehlende Kontextualisierung
* Cybermobbing
* Vergleich mit anderen Personen
* unterschiedliche Interpretation von Emojis

Offline:

* Beschwerden und Diskussionen
* Konflikte oder Streit
* verbale Angriffe und respektloses Verhalten
* Informationsdefizite und Informationsüberflutung
* Gespräche über unangenehme Themen
* Äußern der eigenen Meinung
* zu geringe oder gar keine Kommunikation
* Lästern und Mobbing
* Kritik
* passiv-aggressives Verhalten
* starke emotionale Reaktionen im Gespräch
* Vorwürfe

In der Regel wollen Menschen solche unangenehmen und belastenden Situationen vermeiden. Warum? Weil es den Körper und auch die Psyche in einen absoluten Ausnahmezustand bringt und viele Ressourcen bindet. Es handelt sich um eine enorme Belastung, die uns dauerhaft krank macht. Wie bereits im Kapitel zuvor erwähnt, kann eine solche Belastung unter anderem zu Bluthochdruck führen.

20 bis 30 Millionen Menschen in Deutschland haben Bluthochdruck.[1] In der Folge schadet dauerhafter Bluthochdruck den Gefäßen und kann Schlaganfälle, Herzinfarkte und Nierenschäden verursachen. Der Körper wird regelrecht von Stresshormonen überflutet.

Wortmedizin

Es ist nicht immer möglich und auch nicht immer sinnvoll, die Situationen im jeweiligen Moment klären zu wollen und auf alles sofort zu reagieren. Manchmal sind die Gemüter so erhitzt oder in einer solchen Schockstarre, dass es weder vorwärts noch rückwärts geht. Egal, ob online oder offline: Geben Sie sich Zeit. Einer der größten Fehler ist, dass Menschen gern sofort auf alles reagieren wollen oder meinen, es zu müssen. Das bringt einen zusätzlichen Stressor in die Stresssituation.

In Stresssituationen hat es oberste Priorität, sich zuerst die Sauerstoffmaske aufzusetzen, so wie es Ihnen auf jeder Flugreise empfohlen wird. Bei Turbulenzen geht Selbstschutz vor Fremdschutz. Bei kommunikativen Stresssituationen handelt es sich um solche Turbulenzen – online und offline. Sie müssen weder unter diesen Gegebenheiten jemanden retten noch müssen Sie irgendetwas aushalten oder über sich ergehen lassen. Befreien Sie sich selbst!

Apropos Sauerstoff: Stress beschleunigt Ihre Atmung und das erhöht wiederum erneut den Stress. Auch wenn es simpel und fast ein bisschen abgedroschen klingt: Atmen Sie durch. Wenn Sie zu schnell atmen, reden Sie deutlich schneller und neigen eher dazu, unüberlegte Dinge zu sagen. Zudem erhöht sich die Wahrscheinlichkeit, dass Ihr Gegenüber Wind davon bekommt, wie gestresst

Sie sind, was Sie angreifbar machen kann. Wenn Sie den Stress aufsteigen spüren, atmen Sie durch und reden Sie bewusst langsam und in tieferer Tonlage. Präventiv oder zur Vorbereitung auf aufregende Gespräche lege ich Ihnen die 4-7-8-Atmung ans Herz.

4-7-8-Atmung

Die 4-7-8-Atmung ist eine Atemtechnik, die zur Entspannung, Stressbewältigung und Schlafverbesserung eingesetzt wird.

Ablauf:
Atmen Sie 4 Sekunden ein.
Halten Sie 7 Sekunden den Atem an.
Atmen Sie 8 Sekunden durch den leicht geöffneten Mund aus.

Nachdem Sie sich um den Sauerstoff gekümmert haben, möchte ich Ihnen nun die Notausgänge zeigen. Ihr Notausgang in jedem Gespräch sind die Exitstrategien. Durch diese Strategien können Sie sich aus unangenehmen oder stressigen Gesprächssituationen befreien und Stress abbauen.

Bereiten Sie sich ein oder zwei Sätze vor, die Sie in sämtlichen Situationen als Ihre persönliche Sauerstoffmaske nutzen können. Diese Sätze sind meistens sehr allgemein formuliert und helfen Ihnen dabei, respektvoll Abstand von der Situation zu nehmen, ohne sich zu rechtfertigen oder aus dem Affekt zu reagieren.

Wenn wir uns bewusst auf einen vorbereiteten Satz verlassen können, um uns aus schwierigen Situationen zu befreien, verringert sich der Stress, den wir während des Gesprächs empfinden, weil wir wissen, dass wir uns selbst helfen können. Dies trägt dazu bei, unseren Stresspegel zu senken und unser allgemeines Wohlbefinden zu verbessern. Stresshormone sorgen nämlich dafür, dass wir schneller sprachlos sind oder anfangen, uns zu rechtfertigen.

Die Anwendung einer Exitstrategie ermöglicht es, Konflikte zu vermeiden. Indem wir uns nicht auf hitzige Auseinandersetzungen einlassen oder in endlose Diskussionen verwickelt werden, reduzieren wir die Belastung für unsere Psyche und unsere körperliche Gesundheit. Konflikte sind oft emotional belastend und führen zu Spannungen, die sich negativ auf unsere Gesundheit auswirken. Die Exitstrategie hilft uns, uns aus solchen Konfliktsituationen herauszuziehen und unsere Energie auf konstruktivere und positive Weise zu nutzen.

Neben den unmittelbaren Auswirkungen auf unsere Gesundheit trägt die Anwendung dieser Strategie auch zu einer positiven inneren Einstellung bei. Wenn wir uns bewusst darauf konzentrieren, uns aus unangenehmen Gesprächssituationen befreien zu können, stärkt das unser Selbstvertrauen und die Selbstsicherheit. Wir fühlen uns nicht machtlos oder hilflos, sondern haben die Kontrolle über unsere Kommunikation und damit über unsere eigene Gesundheit. Dies fördert ein Gefühl der Selbstwirksamkeit und stärkt unser psychisches Wohlbefinden.

Die Anwendung einer Exitstrategie soll nicht bedeuten, dass wir uns vor schwierigen Gesprächen oder Konfrontationen drücken. Vielmehr geht es darum, unsere Selbstachtung zu bewahren, unsere eigene Gesundheit zu schützen und uns die Möglichkeit zu geben, Situationen in einem ruhigen und konstruktiven Rahmen zu reflektieren und zu verarbeiten. So können wir nämlich auch vermeiden, emotional und aus dem Affekt zu reagieren. Es ist häufig empfehlenswert, Geschehenes erst einmal sacken zu lassen und dann reflektiert und mit mehr Klarheit zu klären. Die Exitstrategie dient nur als kurzzeitige Sofortmaßnahme – die Sauerstoffmaske setzen Sie schließlich auch wieder ab.

Die Exitstrategie in der Kommunikation kann zu einem wertvollen Instrument werden, um unsere mentale und emotionale Gesundheit zu unterstützen und letztendlich zu einem positiven Umgang mit Konflikten oder schwierigen Gesprächssituationen beizutragen.

Legen Sie sich also für das nächste Gespräch oder die nächste Situation ein oder zwei Sätze zurecht, um jederzeit die Situation verlassen zu können und sich Zeit zu verschaffen. Hier finden Sie ein paar Beispiele:

- »Vielen Dank für das Feedback. Ich mache mir gerne dazu Gedanken und gebe Ihnen übermorgen eine Rückmeldung.«
- »Lass uns das bei einem gemeinsamen Spaziergang oder Abendessen besprechen, wenn wir beide entspannt sind.«
- »Das ist ein wichtiges Thema für mich und gleichzeitig merke ich, dass ich gerade keinen Kopf dafür habe. Können wir uns später dazu austauschen?«
- »Lassen Sie mir dazu gern zusätzlich Informationen per Mail zukommen und ich schaue es mir in Ruhe an.«
- »Ich gebe Ihnen gern zu einem späteren Zeitpunkt eine Rückmeldung dazu.«
- »Für dieses Anliegen möchte ich mir gesondert Zeit nehmen. Lassen Sie uns einen Termin vereinbaren.«

Nachfolgend finden Sie eine Checkliste, um gesünder mit stressiger Onlinekommunikation umzugehen:

- **ruhig bleiben:** Reagieren Sie nicht impulsiv. Atmen Sie tief durch und überlegen Sie, bevor Sie reagieren.
- **nicht persönlich nehmen:** Erkennen Sie, dass negative Kommentare oft mehr über die Person aussagen, die diesen Kommentar verfasst, als über Sie. Trennen Sie die Kritik von Ihrer Person.
- **konstruktive Kritik herausfiltern:** Unterscheiden Sie zwischen konstruktiver Kritik, die hilfreich sein kann, und destruktiven

Kommentaren, die nur dazu dienen, Sie zu ärgern. Denn Sie dürfen entscheiden, ob Sie sie annehmen möchten oder nicht.

* **höflich und professionell bleiben:** Wenn Sie antworten, bleiben Sie sachlich und respektvoll, auch wenn der Kommentar unangemessen ist. Tipp: Verfassen Sie eine Antwort, schlafen Sie eine Nacht darüber und überlegen Sie am nächsten Tag, ob Sie diese absenden möchten.
* **Grenzen setzen:** Ignorieren Sie Kommentare, die absichtlich provozieren oder beleidigend sind. Sie sind nicht verpflichtet, auf jeden negativen Kommentar zu reagieren.
* **Blockierung nutzen:** Blockieren Sie Nutzerinnern und Nutzer, die sich wiederholt unangemessen verhalten.
* **Kommentare löschen oder verbergen:** Kommentare, die offensichtlich beleidigend oder diskriminierend sind, können von Ihnen verborgen oder gelöscht werden, sofern es stimmig für Sie ist.
* **sich aus der Situation entfernen:** Wenn Sie sich überfordert fühlen, machen Sie eine Pause von der Plattform oder dem Medium, um Ihre Gedanken zu sammeln.
* **Unterstützung suchen:** Sprechen Sie mit Menschen aus Ihrem Freundes- und Familienkreis oder anderen vertrauten Menschen über Ihre Erfahrungen, um emotionale Unterstützung und eine andere Perspektive zu erhalten.

Eine weitere Strategie, die Ihnen behilflich sein kann, Ihre eigenen Interessen zu vertreten und zeitgleich andere Personen zu respektieren, ist die F.A.S.T.-Strategie. Diese kann Unsicherheiten abbauen und unterstützt Sie in einer klareren Kommunikation. Sie stammt aus der Dialektisch-Behavioralen Therapie (DBT) und schafft mehr Sicherheit und Integrität. Die F.A.S.T.-Strategie ist ein sehr guter Leitstern für gesunde Kommunikation.

F.A.S.T.-Strategie[2]

Fair: Seien Sie fair zu sich selbst und Ihren Mitmenschen. Achten Sie darauf, dass beide Seiten gerecht behandelt werden.

Apologies: Entschuldigen Sie sich nicht übermäßig oder unnötig. Stehen Sie zu Ihren Bedürfnissen und Grenzen.

Stick to values: Bleiben Sie Ihren persönlichen Werten und Prinzipien treu. Lassen Sie sich nicht dazu bringen, gegen Ihre Überzeugungen zu handeln.

Truthful: Seien Sie ehrlich und authentisch in Ihrer Kommunikation. Vermeiden Sie Übertreibungen oder Unwahrheiten, um Ihre Ziele zu erreichen.

Abschließend möchte ich Sie noch auf ein Wort aufmerksam machen, das Anspannung garantiert. Das Wort lautet »muss«. Es sorgt einfach immer für Stress. Anstatt zu sagen: »Ich muss heute noch Mails beantworten, zwei Telefonate führen und die Präsentation vorbereiten«, versuchen Sie es einmal mit: »Ich werde heute noch Mails beantworten, zwei Telefonate führen und die Präsentation vorbereiten«.

Auch in der Kommunikation mit anderen Menschen lohnt es sich, das Wort »muss« zu reduzieren, z. B. auch Kindern gegenüber. Anstatt zu sagen: »Du musst heute um 19:00 Uhr ins Bett«, versuchen Sie es einmal mit: »Du darfst bis 19:00 Uhr wach bleiben«.

Kleine Worte, große Wirkung!

13

»Kein Wunder, dass er Single ist!«
Lästern und Venting

Das Team versammelt sich in einem Onlinemeeting, um einer Präsentation von Joachim zuzuhören. Thema: Das Marketing-Budget. Während Joachim spricht, gleiten seine Augen konzentriert über die Folien. Detailliert und ruhig erklärt er seine Schlussfolgerungen. Die meisten Teammitglieder hören aufmerksam zu, doch in einem privaten Chatfenster entwickelt sich eine andere Konversation. Isabella und Yasmin, zwei Mitarbeiterinnen, die sich schon länger kennen, tauschen sich im Chat aus.

»Kannst du glauben, wie monoton seine Stimme ist?«, schreibt Isabella. »Ich schlafe gleich ein …«

Yasmin kichert leise vor sich hin und tippt schnell eine Antwort: »Total. Und diese Folien … Da hat wohl jemand eine Leidenschaft für die Farbe Grau entdeckt – passt zu ihm.«

Während Joachim fortfährt, wird der Chat zwischen den beiden immer lebhafter.

»Ich wette, er braucht eine halbe Stunde, nur um zu erklären, wie man eine Tabelle öffnet«, kommentiert Isabella.

Yasmin stimmt zu: »Ja, und dann gibt's noch eine 15-minütige Pause für Fragen, die niemand stellt.«

Isabella fährt fort: »Ich wette, er setzt sich gleich wieder für eine Flyer-Kampagne oder Facebook-Werbung ein.«

Yasmin amüsiert sich köstlich: »Haha, ja, aber stell ihn dir doch mal bei TikTok vor!« Yasmin beobachtet, wie Isabella anfängt, zu lachen. Ihr Video war eingeschaltet, der Ton allerdings nicht. Außer Yasmin scheint es niemandem aufgefallen zu sein.

»Ich kann nicht mehr!«, schreibt Isabella zurück.

»Der Typ ist echt nicht ernst zu nehmen. Kein Wunder, dass er Single ist!«, antwortet Isabella.

»Allerdings, wenn wir das Geld für solchen Blödsinn zum Fenster rauswerfen, wird das wieder eine tolle Weihnachtsfeier auf der Kegelbahn«, schreibt Yasmin schmunzelnd.

In dieser Geschichte passiert das, was laut Umfragen immerhin die Hälfte der befragten Menschen regelmäßig macht – lästern. Jede vierte Person lästert Befragungen zufolge mehrmals wöchentlich. Besonders beliebt sind Lästereien am Arbeitsplatz.[1]

Zur Einordnung ist es wichtig, dass wir das Thema genau unter die Lupe nehmen. Es kursieren viele Begriffe, die man schnell mal durcheinanderbringen kann.

Lästern vs. Venting

Lästern: Lästern bedeutet, negativ über eine abwesende Person zu sprechen. Die Art und Weise ist abwertend, spöttisch, gehässig, herabsetzend oder kritisch. Es geht oft darum, die betreffende Person schlecht darzustellen. Gleichzeitig möchten sich viele selbst besser fühlen oder sich in einer Gruppe profilieren.

Beispiel: »Hast du gesehen, wie Jasper sich schon wieder vor der Arbeit gedrückt hat? Der tut wirklich alles, um nur ja keinen Finger krummzumachen.«

Venting: Venting ist ein englischer Begriff, der im Deutschen am ehesten mit »Dampf ablassen« oder »sich Luft machen« übersetzt werden kann. Aufgestaute Emotionen werden ausgedrückt und freigelassen, um Erleichterung zu finden oder Klarheit zu gewinnen. Es ist eher eine persönliche Verarbeitung von Gefühlen. Der Fokus liegt mehr auf der eigenen emotionalen Reaktion als auf der Bewertung einer anderen Person.

Beispiel: »Ich muss einfach mal sagen, wie sehr mich diese endlosen Meetings nerven – es ist, als ob wir nie etwas wirklich Produktives schaffen!«

An folgenden Merkmalen erkennen Sie Lästerei:

- **negative Kommentare:** Gespräche konzentrieren sich auf abwertende Aussagen über eine Person.
- **private Informationen:** Vertrauliche Details über das Leben oder die Arbeit einer Person werden geteilt.
- **Schaden verursachen:** Der Ruf der betroffenen Person wird geschädigt.
- **persönliche Vorteile:** Die lästernde Person versucht, sich selbst besser darzustellen oder eigene Unsicherheiten zu verbergen.
- **abwertende Sprache:** Verwendet werden respektlose oder beleidigende Ausdrücke.
- **Schadenfreude:** Die lästernde Person zeigt Freude oder Zufriedenheit über das Missgeschick der anderen.
- **Ausschließlichkeit**: Gespräche finden oft in Abwesenheit der betroffenen Person statt.
- **Regelmäßigkeit**: Negative Kommentare werden wiederholt und systematisch geäußert.
- **Wiederholung**: Ähnliche negative Aussagen werden immer wieder gemacht.

Und an diesen typischen Satzanfängen erkennen Sie Venting:

* »Ich muss das mal kurz loswerden …«
* »Ich bin frustriert, weil …«
* »Warum muss das immer …«
* »Ich verstehe einfach nicht, dass …«
* »Ich kann es nicht mehr ertragen, dass …«
* »Ich habe mich nicht wohlgefühlt, als …«
* »Es fühlt sich für mich so an, als ob …«
* »Ich möchte ehrlich zu dir sein …«
* »So langsam fehlt mir das Verständnis für …«
* »Ich kann einfach nicht glauben, dass …«

Doch warum lästern Menschen? Durch die Kommunikation über andere wird das menschliche Bedürfnis der Zugehörigkeit befriedigt. Tratschen und tuscheln werden oft auch dafür genutzt, die Aufmerksamkeit von sich selbst wegzulenken oder sich selbst besser darzustellen. Für manche Menschen dient diese Form der Kommunikation auch als Selbstwertbooster. Indem sie Fehler bei anderen Menschen suchen, fühlen sie sich selbst stärker, zumindest kurzfristig. Auch das Bedürfnis nach Zuspruch und Bestätigung wird durch das Lästern erfüllt.

Venting hingegen dient mehr als Ventil und Stressbewältigung. Hierbei geht es oft weniger um andere Personen, sondern vielmehr um den eigenen Stress und die eigenen Gefühle. Venting erfolgt nicht nur verbal. Manche nutzen auch Sport, Spaziergänge, Musik, kreative Hobbys oder das Journaling, um sich selbst Luft zu machen. Wichtig ist, dass Venting zielgerichtet und zeitlich begrenzt bleibt, um zu verhindern, dass es in Lästern ausartet. Durch Selbstreflexion und den Fokus auf Lösungen kann Venting sogar zu einem wertvollen Werkzeug werden, um die emotionale Balance zu fördern. Lästereien hingegen schädigen die zwischenmenschlichen

Beziehungen, da sie das Vertrauen und die Integrität innerhalb eines Teams oder einer Gemeinschaft untergraben. Darüber hinaus führt Lästern oft zu einem Verlust an Selbstachtung und Selbstvertrauen bei den Betroffenen. Diejenigen, die die Zielscheibe von Klatsch und Tratsch sind, fühlen sich gedemütigt, verletzt und isoliert, wenn sie mitbekommen, wie über sie gesprochen wird. So entstehen auch Konflikte und Streitigkeiten, die letztendlich zu einem brüchigen sozialen Gefüge beitragen. Auf persönlicher Ebene beeinflusst das Lästern auch das eigene moralische Empfinden und fördert eine Kultur des Misstrauens. Zudem machen sich Menschen, die viel über andere herziehen, unglaubwürdig.

Studienergebnisse zeigen, dass Menschen, die lästern, unsympathischer wirken. Hierbei gibt es keinen Unterschied zwischen Männern und Frauen. Lästernde Personen werden ebenfalls als wenig einflussreich wahrgenommen. Im Gegenzug zeigte sich, dass Menschen, die positiv über andere sprechen, als sehr sympathisch empfunden werden.[2] Es lohnt sich also aus vielen Gründen, auf Lästereien zu verzichten.

Wir können davon ausgehen, dass langfristig das Selbstbild und das Selbstwertgefühl der Personen leiden, die über andere lästern, weil dieses Verhalten oft aus Unsicherheit, Neid oder dem Bedürfnis, sich besser darzustellen, resultiert. Indem sie andere herabsetzen, versuchen sie unbewusst, ihre eigenen Unsicherheiten zu kompensieren. Doch anstatt wirkliches Selbstvertrauen zu gewinnen, verstärkt das ständige Lästern negative Gefühle wie Schuld und Scham, da sie erkennen, dass ihr Verhalten moralisch fragwürdig ist. Dieses Bewusstsein kann dazu führen, dass sie sich selbst weniger respektieren und in einem Teufelskreis von negativem Denken und niedrigerem Selbstwertgefühl gefangen bleiben. Das Gehirn wird mit Informationen belagert, die nicht relevant sind. Zudem ist den meisten Menschen bewusst, dass Lästern nicht gut ist. Das kann zu (unbewussten) Schuldgefühlen führen.

Das ständige Lästern kann nicht nur das Selbstwertgefühl und die psychische Gesundheit der Beteiligten schädigen, sondern auch ein Klima schaffen, das Mobbing begünstigt. Der Übergang von harmlosen, wenn auch problematischen Bemerkungen zu schwerwiegenderen Formen von Angriffen ist oft fließend. Während Lästern zunächst in den kleinen, vertraulichen Gesprächen anfängt, können diese negativen Verhaltensmuster eskalieren und zu ernsthaften Formen der Belästigung führen. Der schmale Grat zwischen Lästern und Mobbing verdeutlicht, wie schnell solche dynamischen Prozesse von der verbalen Kritik zur aktiven Diskriminierung übergehen können.

Schätzungsweise sind in Deutschland 1 000 000 Erwerbstätige von Mobbing betroffen.[3] Die Auswirkungen von Mobbing sind verheerend, übrigens sowohl für die Opfer als auch für die Täter:innen. Mobbing ist eine Form von psychischer Gewalt und kann diverse langfristige gesundheitsschädliche Auswirkungen haben. Auch sprachliche Gewalt, über die wir in Kapitel 20 noch genauer sprechen werden, ist eine Form psychischer Gewalt.

Eine Metaanalyse verschiedener Studien zeigt die kurzfristigen und langfristigen Folgen von Mobbing. Dabei kam es bei Betroffenen deutlich häufiger zu Depressionen, Angststörungen, Schlafstörungen, Suchterkrankungen, sozialen Phobien, Suizidalität oder suizidalen Gedanken und posttraumatischen Belastungsstörungen.[4] Weiterhin weisen Längsschnittstudien darauf hin, dass Mobbingerfahrungen in der Kindheit die psychische Gesundheit bis ins Jugend- und Erwachsenenalter negativ beeinflussen können.[5]

Untersuchungen zeigen, dass auch Täter:innen an negativen gesundheitlichen und psychosozialen Folgen leiden.[6] Sie zeigen ein erhöhtes Risiko für Suchterkrankungen und haben Schwierigkeiten, langfristige Beziehungen zu führen. Auch das suizidale Verhalten steigt um ca. 20 Prozent an.[7]

Was kann man nun tun – als Betroffene:r oder an Lästereien Beteiligte:r? Der erste wichtige Schritt lautet: Reduzieren und reflektieren Sie Lästereien. Im besten Fall unterlassen Sie den Klatsch und Tratsch ganz. Damit tun Sie allen Beteiligten und Unbeteiligten einen Gefallen. Lassen Sie sich zukünftig nicht mehr auf Lästereien ein. Wenn Sie etwas an einer Person stört, sprechen Sie mit der Person direkt und nicht über die Person. Leichter gesagt als getan? Keine Sorge, dazu gebe ich Ihnen gleich ein paar Hilfestellungen an die Hand.

Wenn andere Personen in Ihrem Umfeld liebend gern lästern, lenken Sie das Thema auf etwas Positives um oder grenzen Sie sich klar ab. In solchen Situationen empfehle ich Sätze wie: »Ich möchte nicht schlecht über andere Menschen sprechen« oder »Ich spreche lieber mit den Personen und nicht über sie«. Wenn Ihnen das zu direkt ist, bleiben Sie ganz bei sich: Sprechen Sie über Ihre Gefühle oder sagen Sie, dass es Ihnen nicht gut geht, wenn über andere Personen gesprochen wird, die nicht anwesend sind, weil Sie sich das für sich auch nicht wünschen. Es heißt ja oft so schön: »Wer schlecht über andere spricht, hat nichts Gutes über sich zu erzählen.« So durchbrechen Sie den »Läster-Kreislauf«. Außerdem macht Lästern weniger Spaß, wenn man niemanden hat, der mitmacht.

Verhalten Sie sich selbst so, wie Sie es sich auch von Ihrem Umfeld wünschen. Wie möchten Sie gern von anderen behandelt werden? Welchen Umgang wünschen Sie sich mit anderen Menschen? Versuchen Sie, durch Ihr Verhalten ein Vorbild für Ihr privates und berufliches Umfeld zu sein.

Folgende Fragen sollten Sie sich stellen, wenn Sie selbst zum Lästern neigen:

- In welchen Situationen neige ich zum Lästern?
- Handelt es sich eher um Lästern oder um Venting?
- Welche Motive und Bedürfnisse stecken hinter meinem Verhalten?
- Wie kann ich diese Bedürfnisse anderweitig erfüllen?
- Wie würde ich mich fühlen, wenn so über mich gesprochen wird?
- Was ist das Problem hinter meinem Ärger oder meinem Frust?
- Was habe ich bereits unternommen, um das Problem zu lösen?

Für einige Menschen geht es weniger um das Lästern, sondern vielmehr um den Druckabbau durch Venting. Geht es Ihnen auch so, dann fragen Sie sich, was Sie am meisten unter Druck setzt und was gute Ventile für Sie sein könnten. Denn aus Venting kann schnell Lästern werden und Lästern fühlt sich vielleicht kurzfristig gut an, fördert langfristig allerdings nicht Ihre Gesundheit. Lästern ist ein wenig wie der Wein am Abend. Wenn Sie ab und zu ein Glas Wein trinken, ist das vielleicht lecker und hilft Ihnen dabei, abzuschalten. Allerdings ist es dauerhaft nicht gesund und löst das eigentliche Problem nicht.

Folgende Fragen sollten Sie sich selbst stellen, wenn Menschen in Ihrem Umfeld lästern:

- Welche Emotionen fühle ich dabei?
- Was sagt das Lästern über die Menschen, die es tun?
- Wie beeinflusst das Lästern mich oder meine Beziehung zu den Beteiligten?
- Was kann ich tun, um ein positiveres Umfeld zu fördern?
- Wer verbreitet die Information?
- Was ist die Motivation hinter der Lästerei?
- Woher stammen die Informationen, die verbreitet werden?

- Können die Behauptungen überhaupt stimmen?
- Gibt es weitere, verlässliche Quellen zu diesen Aussagen?

Nicht immer können Sie durch das eigene Verhalten Ihr Umfeld positiv beeinflussen. In diesen Fällen ist Selbstfürsorge sehr wichtig. Wenn es in Ihrem Umfeld häufig zu negativen Stimmungen oder Lästereien kommt, dann sorgen Sie gut für sich. Umgeben Sie sich bewusst mit Menschen, die Ihnen guttun, sorgen Sie für einen gesunden Ausgleich oder gestalten Sie Energie spendende Rituale, z. B. ein Feierabendritual.

Fokussieren Sie bewusst das Positive

Konzentrieren Sie sich in den nächsten Tagen bewusst darauf, sich positiv über andere zu äußern und bestenfalls Ihre positiven Bemerkungen den Menschen direkt mitzuteilen.

Beobachten Sie hierbei gern, wie es Ihnen damit geht. In Kapitel 7 haben Sie bereits erfahren, welche positiven Auswirkungen Wertschätzung hat.

Nachfolgend finden Sie eigene Sätze, die Sie nutzen können, wenn in Ihrer Gegenwart oder sogar über Sie gelästert wird:

- »Mir ist aufgefallen, dass über mich gesprochen wird. Ich finde das unangemessen und erwarte, dass solche Gespräche unterlassen werden.«
- »Ich habe gehört, was gesagt wurde, und es verletzt mich. Ich möchte, dass wir respektvoll miteinander umgehen.«
- »Ich möchte nicht über persönliche Themen anderer Kollegin-

nen und Kollegen sprechen, die nichts mit der Arbeit oder unseren gemeinsamen Aufgaben zu tun haben.«

- »Ich bevorzuge es, wenn wir uns auf sachliche und konstruktive Themen konzentrieren.«
- »Ich kann nachvollziehen, dass ihr gerade frustriert seid, und gleichzeitig fühle ich mich unwohl in solchen Gesprächen.«
- »Mir ist ein respektvoller Umgang sehr wichtig, deshalb möchte ich nicht Teil dieser Gespräche sein.«

Im Fall von Mobbing wenden Sie sich an eine Vertrauensperson und sprechen Sie darüber. Alternativ gibt es einige Hilfs- und Beratungsstellen, die Sie im Internet finden können. Suchen Sie sich auf jeden Fall Unterstützung! Für Ihre Gesundheut ist es zwingend notwendig, dass Sie sich aus dieser Situation befreien.

14

Verschwörungstheorien und Fake News

Gaslighting

Es ist ein warmer Nachmittag und Samir sitzt mit seiner Freundin Tilla in einem kleinen Café in der Innenstadt. Tilla ist immer neugierig auf das, was Samir in seinem Politikwissenschaftsstudium lernt, und heute hört sie besonders angeregt zu.

»Hast du schon mal von Gaslighting gehört?«, fragt Samir plötzlich und lehnt sich neugierig nach vorne.

Tilla runzelt die Stirn. »Klar, das ist doch dieses psychologische Ding, oder? Wo jemand versucht, dich an deinem Verstand zweifeln zu lassen?«

»Genau«, sagt Samir, »aber es wird auch in der Politik benutzt. Das ist total spannend und gleichzeitig ziemlich beängstigend.«

Tilla nimmt einen Schluck von ihrem Kaffee und sieht ihn erwartungsvoll an. »Erzähl mir mehr.«

»Okay«, beginnt Samir, »lass uns mit Trump anfangen. Erinnerst du dich an seine berühmte Aussage ›What you're seeing and what you're reading is not what's happening‹?[1] *Das ist ein klassisches Beispiel für Gaslighting. Er hat wiederholt die Medien als ›Feinde des Volkes‹*[2] *bezeichnet und ihnen die Schuld dafür gegeben, ein negatives Bild von ihm zu zeichnen. Dies diente dazu, die Glaubwürdigkeit der Presse infrage zu stellen und seine Anhänger:innen dazu zu bringen, nur ihm und seinen Aussagen zu ver-*

trauen. Wenn du ständig hörst, dass die Medien lügen und die Realität verzerrt darstellen, fängst du irgendwann an, selbst an den klarsten Fakten zu zweifeln.«

»Das klingt total verrückt«, sagt Tilla und schüttelt ungläubig den Kopf.

Samir nickt. »Ja, und es gibt noch ein krasseres Beispiel«, fährt er fort. »Nimm den Konflikt in der Ukraine. Die russische Propaganda redet von einer ›Befreiung‹ der Ostukraine und behauptet, die Ukrainer:innen würden die russischsprachige Bevölkerung unterdrücken. Dabei ist es genau andersherum! Russland destabilisiert gezielt die Region, um seine Macht auszubauen. Aber durch ständiges Wiederholen dieses verzerrten Narrativs bringt er viele dazu, die wahren Motive Russlands nicht mehr zu erkennen.«

Tilla schaut nachdenklich aus dem Fenster. »Das ist echt heftig. Ich wusste, dass Propaganda eine große Rolle spielt, aber so gezielt die Realität zu verdrehen, das ist schon krass.«

»Und es passiert nicht nur in autoritären Regimen«, sagt Samir. »In Deutschland sehen wir das auch. Rechte Gruppen verwenden ähnliche Taktiken. Sie reden von einer ›Lügenpresse‹ und verbreiten Verschwörungstheorien, um das Vertrauen in demokratische Institutionen zu untergraben.«

Tilla schüttelt den Kopf. »Das ist so manipulativ. Ich denke, viele merken gar nicht, dass sie so beeinflusst werden.«

Samir nickt ernst.

Gaslighting ist eine Form der emotionalen Manipulation, bei der eine Person oder eine Personengruppe absichtlich die Realität, die Wahrnehmung und das Selbstwertgefühl einer anderen Person oder Personengruppe infrage stellt. Die Opfer von Gaslighting zweifeln stark an ihrer eigenen Wahrnehmung. Irgendwann sind sie so verunsichert, dass sie gar nicht mehr wissen, was der Realität entspricht und was nicht. Bei Gaslighting handelt es sich um eine Form der psychischen Gewalt. Gaslighting kann in vielen Bereichen auftreten, z. B. in persönlichen Beziehungen, am Arbeitsplatz, im Gesundheitswesen, in den Medien und in der Politik. Auch in der Eltern-Kind-Beziehung kann sich Gaslighting zeigen.

Psychische Gewalt

Psychische Gewalt, auch bekannt als psychische Misshandlung, bezeichnet aggressives Verhalten oder schädliche Handlungen, die das psychische Wohlbefinden, die Selbstachtung und das emotionale Gleichgewicht einer Person beeinträchtigen oder kontrollieren sollen. Diese Form der Gewalt kann verschiedene Formen annehmen, darunter Drohungen, Erniedrigungen, Mobbing, Manipulation, Isolation, Schikanen und Verleumdung. Zu psychischer Gewalt zählt auch jegliche Form sprachlicher Gewalt (siehe Kapitel 20). Sie zielt darauf ab, das Opfer zu destabilisieren, seine Selbstbestimmung zu untergraben und ihm das Gefühl von Sicherheit und Autonomie zu nehmen.

In allen Beziehungen geht es den Gaslightenden darum, Kontrolle über die andere Person zu gewinnen und zu behalten. Gaslighting ist geschlechtsunabhängig, sowohl Männer als auch Frauen wenden diese Manipulationstechnik an.

Gaslighting wird häufig in der Politik angewandt, weil es ein mächtiges Instrument zur Manipulation der öffentlichen Meinung ist. Durch die Machtposition, die politische Akteur:innen innehaben, wird es zusätzlich verstärkt. Sie säen gezielt Zweifel an der Realität und manipulieren die Wahrnehmung der Menschen. Dadurch können Politiker:innen Kritik unterdrücken, ihre Machtposition festigen und oppositionelle Stimmen diskreditieren. Ihre Autorität und ihr Zugang zu großen Plattformen verleihen ihren Aussagen eine vermeintliche Glaubwürdigkeit, selbst wenn diese irreführend oder widersprüchlich sind.

Besonders in unsicheren Zeiten, wie der Coronapandemie oder der Klimakrise, sind Menschen anfälliger für Manipulation und Gaslighting. Durch ständige Wiederholung verzerrter Darstellungen wird diese alternative Realität in den Köpfen vieler Menschen verankert, was das Vertrauen, beispielweise in demokratische Prozesse und unabhängige Institutionen, untergräbt. Zusätzlich wird die Macht derjenigen gefestigt, die diese Erzählungen und Informationen verbreiten. Durch die sozialen Medien werden diese Inhalte wie ein Lauffeuer verbreitet. In politischen Debatten wirken Stimmen, die Gaslighting betreiben, oft lauter und dominanter, was den Eindruck erweckt, sie würden von einer größeren Anzahl von Menschen unterstützt werden. Das liegt daran, dass diese Akteur:innen gezielt provokante und polarisierende Aussagen nutzen, um Aufmerksamkeit zu erregen und die öffentliche Diskussion zu dominieren. Durch den geschickten Einsatz von Medien, sozialen Netzwerken und wiederholten Botschaften erreichen sie eine große Reichweite und verstärken ihre Präsenz in der öffentlichen Wahrnehmung. Obwohl ihre Ansichten nicht unbedingt die der Mehrheit repräsentieren, erzeugen sie durch ihre Lautstärke und Sichtbarkeit eine verzerrte Wahrnehmung, die ihre Einflusskraft überproportional erscheinen lässt. In Deutschland wird diese Strategie vor allem von rechten Gruppierungen angewandt.

Typische Kommunikationsmuster beim Gaslighting sind z. B.:

* Herunterspielen von Kritik (»Ach, das war nur ein kleiner Vorfall. Das kann ja mal passieren.«)
* Leugnen oder Verdrehen von Tatsachen (»Das habe ich so niemals gesagt.«)

* Angriff der Glaubwürdigkeit (»Du bist voreingenommen.«)
* Falschinformationen (»Den Klimawandel gibt es nicht.«)
* Gefühle absprechen (»Du bist zu empfindlich.«)
* Schuldzuweisung (»Wenn du hier nicht immer so ein Drama machen würdest, hätten wir das Problem nicht.«)
* vorgetäuschte Sorge (»Geht es dir gut? Du bist in letzter Zeit sehr gestresst.«)
* Isolation (»Deine Freundinnen bekommen dir nicht gut. Das habe ich schon öfter gemerkt.«)
* stattgefundene Ereignisse abstreiten (»Die Medien lügen ständig.«)
* ständige Wiederholung falscher Narrative (»Das Coronavirus gab es nie.«)
* Abwertung (»So etwas müsstest du eigentlich können. Ich kenne niemanden, der dabei Hilfe braucht.«)
* falsche Alternativen anbieten (»Entweder du glaubst mir oder du lässt dich von Wissenschaftler:innen an der Nase herumführen.«)
* Verwendung von Täuschungstaktiken (»Jede:r weiß, dass das die Wahrheit ist.«)
* emotionale Manipulation (»Du bist nur verärgert, weil dir die Wahrheit nicht passt.«)

Weitere Aussagen können sein:

* »Das hast du falsch verstanden.«
* »Das stimmt nicht. Das war anders.«
* »Du bist paranoid.«
* »Du solltest dir wirklich Hilfe holen. Das ist doch alles nicht mehr normal.«
* »Merkst du nicht auch, dass du die Situationen immer völlig falsch wahrnimmst?«

- »Das war doch nur ein Witz. Was ist bloß los mit dir?«
- »Ich mache mir Sorgen um dein Erinnerungsvermögen. Da stimmt etwas nicht.«
- »Du weißt doch, dass ich das niemals tun würde.«
- »Du warst doch am Anfang total begeistert von der Idee. Weißt du das gar nicht mehr?«

Die Psychoanalytikerin Dr. Robin Stern unterteilt Gaslighting in drei Phasen. In der ersten Phase ist das Opfer noch sehr skeptisch. Die manipulativen Aussagen werden hinterfragt und als falsch dargestellt. In Konfliktsituationen steht das Opfer für sich ein und ist irritiert über das Verhalten der anderen Person. In der zweiten Phase versucht sich die betroffene Person noch mehr zu verteidigen und Gegenbeweise anzutreten. Häufig rechtfertigen sich die Opfer und versuchen, die Situationen »richtigzustellen«. In der dritten Phase ist die betroffene Person bereits stark verunsichert. Sie versucht, es der anderen Person recht zu machen, und vermeidet es, Streit zu provozieren. Das Opfer empfindet sich selbst in dieser Phase als minderwertig und unzurechnungsfähig. Die betroffenen Personen wissen oft nicht mehr, was sie denken und fühlen sollen. Sie haben den Zugang zu ihrer eigenen Gefühlswelt verloren. Langfristig kann das zu Depressionen, Angststörungen und sogar suizidalen Gedanken führen.[3]

Besonders häufig sind Personen von Gaslighting betroffen, die sich in Machtungleichgewichten oder vulnerablen Positionen befinden. Dazu können Mitarbeitende gegenüber autoritären Vorgesetzten gehören, Patient:innen gegenüber Ärzt:innen, Schüler:innen gegenüber Lehrer:innen sowie Wähler:innen gegenüber Politiker:innen. Ebenfalls zählen Menschen in missbräuchlichen Beziehungen, die von ihren Partner:innen manipuliert werden, dazu.

Auch Individuen mit geringem Selbstwertgefühl oder Verlustängsten sind anfälliger, da sie sich leichter verunsichern lassen und stärker unter Ängsten leiden. Personen in hierarchisch untergeordneten Positionen, wie z. B. in einem toxischen Arbeitsumfeld, können ebenfalls Opfer von Gaslighting werden, da sie sich möglicherweise schwertun, ihre Wahrnehmung durchzusetzen oder sich gegen manipulative Taktiken zur Wehr zu setzen. In neuen oder ungewohnten Situationen sind Menschen ebenfalls verletzlicher, da ihre Unsicherheit sie anfälliger für manipulative Einflüsse macht.

Gaslighting gibt es übrigens auch in der Medizin. Dort wird es als »Medical Gaslighting« bezeichnet. Medical Gaslighting bezieht sich auf Situationen, in denen medizinisches Fachpersonal die Bedenken, Symptome oder Erfahrungen von Patientinnen und Patienten herabsetzt, leugnet oder ignoriert, was dazu führen kann, dass die Betroffenen sich nicht ernst genommen oder nicht angemessen behandelt fühlen. Dies kann zu einer Verzögerung bei der Diagnosestellung, Fehldiagnosen oder unzureichender Behandlung führen. Verschiedene Merkmale beeinflussen Medical Gaslighting. Dazu zählen: ethnische Herkunft, sexuelle Orientierung, Gewicht und Geschlecht.[4] Zu Medical Gaslighting kommt es besonders häufig, wenn die Symptome sehr uneindeutig sind, weil medizinisches Personal diese schwer einordnen kann und daher eher dazu neigt, die Beschwerden der Patient:innen als übertrieben, eingebildet oder irrelevant abzutun.

Gaslighting und andere Formen der psychischen Gewalt durchlaufen immer wieder den gleichen Kreislauf. Es kommt zu einer angespannten Stimmung, dann zur Tat, anschließend zur Versöhnung und dann folgt eine Ruhephase. Danach geht der Kreislauf wieder von vorne los.[5]

Psychische Gewalt kann schwerwiegende langfristige Auswirkungen auf das Opfer haben, wie Angstzustände, Depressionen, posttraumatische Belastungsstörungen und andere psychische Gesundheitsprobleme.[6] Die Erfahrung von psychischer Gewalt kann auch physische Folgen mit sich bringen, z. B. Schmerzsyndrome, Essstörungen, Schlafstörungen und psychosomatische Erkrankungen.[7] Die Ausübung psychischer Gewalt ist kein Einzelfall! Laut der Studie zur Gesundheit Erwachsener in Deutschland (DEGS1) waren 20,2 Prozent der Frauen und 17,2 Prozent der Männer im Alter zwischen 18 und 64 Jahren mindestens einmal in den letzten 12 Monaten Opfer psychischer Gewalt.[8] Der Psychologe Metin Başoğlu von der University of London fand heraus, dass es bei den psychischen Langzeitfolgen keinen Unterschied macht, ob eine Person psychische Gewalt oder körperliche Folter erlitten hat. Psychische Gewalt ist genauso verheerend wie körperliche.[9]

Typische Anzeichen, dass Sie im Privatleben Opfer von Gaslighting geworden sind, sind z. B.:

- Sie nehmen einen starken Wechsel zwischen liebevoller Zuneigung und manipulierenden Verhaltensweisen bei der anderen Person wahr.
- Sie entschuldigen sich ständig und wissen manchmal gar nicht, wofür.
- Sie denken über jedes Wort nach (starke Verunsicherung).
- Sie glauben sich selbst nicht mehr.
- Sie hinterfragen ständig Ihre eigenen Gedanken und Gefühle.
- Das Gefühl der Einsamkeit nimmt zu (weniger Kontakt zu Freundinnen, Freunden und Familie).
- Sie nehmen Ihren Partner oder Ihre Partnerin trotz des Verhaltens oft in Schutz.
- Das Gefühl der Angst nimmt zu.

Sätze wie »Das hast du so nie gesagt!« können wohlgemerkt in jeder Beziehung gelegentlich vorkommen. Es besteht jedoch ein grundlegender Unterschied zwischen einer Person, die missbräuchlich ist, und einer, die sich im Streit möglicherweise nicht besonders konstruktiv verhält: Die Person, die Gaslighting anwendet, verwendet kontinuierlich verallgemeinernde Du-Botschaften, um die betroffene Person so zu konditionieren, dass sie beginnt zu glauben, die Probleme lägen an ihr. Das Verhalten zeigt sich wiederkehrend und äußerst dominant.

Wortmedizin

Um sich vor politischem Gaslighting zu schützen, sollten Sie mehrere Strategien anwenden, um Ihre Informationsaufnahme und -verarbeitung zu optimieren. Beginnen Sie damit, Nachrichten aus einer Vielzahl vertrauenswürdiger Quellen zu konsumieren. Der Vergleich unterschiedlicher Berichterstattungen hilft Ihnen, ein umfassenderes und ausgewogeneres Bild der Realität zu erhalten und mögliche Verzerrungen frühzeitig zu erkennen. Überprüfen Sie Fakten gründlich, indem Sie sich auf neutrale, verlässliche Informationsquellen stützen. Dies verhindert, dass Sie sich auf fehlerhafte oder manipulative Informationen verlassen.

Es ist auch wichtig, die Motive und Intentionen der Informationsquelle zu hinterfragen. Überlegen Sie, wer von der Verbreitung bestimmter Narrative profitieren könnte und ob es Hinweise auf gezielte Manipulation gibt. Achten Sie auf rhetorische Techniken, wie Übertreibungen, die Verleugnung von Fakten oder ständige Widersprüche, die oft Anzeichen für Gaslighting sind. Stärken Sie Ihre Medienkompetenz, indem Sie sich intensiv mit den Mechanismen der Desinformation und Manipulation auseinandersetzen.

Bleiben Sie emotional distanziert und lassen Sie sich nicht von manipulativen Informationen beeinflussen. Versuchen Sie, rationale Entscheidungen auf der Basis überprüfbarer Fakten zu treffen, anstatt sich von emotional aufgeladenen Rhetoriken leiten zu lassen. Zusätzlich kann der Austausch von Gedanken mit anderen helfen, verschiedene Perspektiven zu verstehen und Ihre eigene Wahrnehmung zu überprüfen.

Im Privatleben braucht es häufig Einsicht, Unterstützung und Mut, um sich aus dem Gaslighting zu befreien. Den betroffenen Personen muss erst einmal klar werden, dass sie nicht schuld sind an der Situation, sondern Opfer psychischer Gewalt geworden sind. Eine Person ist weder zu sensibel noch hat sie eine fehlerhafte Wahrnehmung. Durch die starke Verunsicherung ist es für die betroffenen Personen gar nicht so leicht, zu erkennen, dass sie vollkommen in Ordnung sind, wie sie sind.

Pflegen Sie den Kontakt zu Freundinnen, Freunden und der Familie. Hören Sie auf vertrauensvolle Personen aus Ihrem Umfeld, die Sie vielleicht darauf aufmerksam machen, dass das Verhalten, das Ihnen widerfährt, nicht in Ordnung ist. Damit kann es Ihnen gelingen, mit einem Bein in der Realität zu bleiben. Eine weitere Unterstützung können Beratungsstellen oder Therapeut:innen sein. Sich aus einer derart ungesunden Beziehung zu befreien, ist oftmals nicht leicht.

Letztendlich ist es für die Gesundheit der betroffenen Person das Wichtigste, sich schnellstmöglich und dauerhaft aus einer solchen Situation zu befreien. Anschließend ist eine Aufarbeitung des Erlebten empfehlenswert. Ebenfalls wird es Zeit brauchen, bis die Person ihr Selbstwertgefühl wieder aufgebaut hat. Ein paar Kniffe, mit der Situation umzugehen, gibt es dennoch:

- Manchen Betroffenen hilft es, Tagebuch zu schreiben, um in Kontakt mit der Realität zu bleiben. Falls das Erlebte in einem Streit später verdreht wird, kann das Tagebuch als Korrektiv dienen.
- Die betroffene Person kann ein eindeutiges Stoppsignal aussprechen. »Ich weiß, dass ich die Situation genau richtig wahrgenommen habe. Ich will nicht, dass du so mit mir umgehst, und deshalb beende ich jetzt dieses Gespräch mit dir!«

Allgemeine Tipps gegen sämtliche Formen von Gaslighting:

* verlässliche Quellen nutzen
* unabhängige Zweitmeinung einholen
* Austausch mit Menschen, denen Sie vertrauen
* Bildung und Aufklärung
* Grenzen setzen
* Selbstvertrauen stärken
* kontinuierliche Reflexion
* Hinterfragen von Informationen, die Sie in den sozialen Medien konsumieren

Abschließend ist es entscheidend, sich bewusst zu machen, dass der Schutz vor Gaslighting – sei es im politischen oder persönlichen Kontext – ein fortlaufender Prozess ist, der Achtsamkeit und Entschlossenheit erfordert. Vertrauen Sie auf Ihre Wahrnehmung und lassen Sie sich nicht von Zweifeln verunsichern, die durch äußere Manipulationen geschürt werden. Der Austausch mit vertrauenswürdigen Personen und das Einholen unabhängiger Meinungen können Ihnen helfen, Ihre Sichtweise zu festigen und Klarheit zu gewinnen. Denken Sie daran, dass es in Ordnung ist, Grenzen zu setzen und sich aus ungesunden Beziehungen zu lösen. Ihr Wohlbefinden und Ihre mentale Gesundheit stehen an erster Stelle. Vertrauen Sie darauf, dass Sie die Kraft haben, Ihre Realität zu gestalten und sich von manipulativen Einflüssen zu befreien.

15

»Kopf hoch!«
Toxische Positivität

Carlos und Tom kennen sich seit Jahren und sind enge Freunde, obwohl sie unterschiedlicher nicht sein könnten. Carlos ist ein erfolgreicher Unternehmer in der Finanzbranche, während Tom sich im Marketing kreativ auslebt. Zahlen sind überhaupt nicht Toms Welt, das unterschied die beiden bereits in der Schulzeit.

Trotz des stressigen Alltags versuchen Carlos und Tom, sich regelmäßig zu treffen. So auch an diesem Abend. Sie beschließen, sich auf ein Glas Wein in ihrem Lieblingsrestaurant zu verabreden.

Nach einer herzlichen Begrüßung geben sie ihre Bestellung auf und bringen sich über aktuelle Geschehnisse auf den neuesten Stand. »Mensch Tom, wie läuft es in der Agentur?«, erkundigt sich Carlos.

Tom seufzt. »Ach, ich weiß auch nicht. Meine Kreativität leidet unter diesem Zeitdruck. Ich bin immer nur am Abarbeiten und gefühlt renne ich nur noch allem hinterher. Das stresst mich total und bremst meine Kreativität.«

Carlos erwidert mit einem Lächeln: »Willkommen im Arbeitsalltag! Das ist normal. Denk einfach positiv und arbeite dich durch! Du willst doch schließlich etwas erreichen. Von nichts kommt nichts.«

Tom denkt über Carlos' Worte nach. Er hat ja schon irgendwie recht. »Ja, schon«, antwortet Tom nun etwas verunsichert. »Ich finde trotzdem, dass meine Arbeit gerade unter dem Stress leidet.« Kaum hat Tom seinen Satz zu Ende gebracht, fällt ihm Carlos schon fast ins Wort. »Ja, mein Freund. Es kommen auch wieder andere Zeiten. Bei mir ist es auch jeden Tag stressig. Man muss halt das Beste daraus machen. Da darfst du dich nicht so stressen lassen.«

Tom merkt, dass dieses Gespräch irgendwie nicht so zielführend ist, deshalb versucht er, elegant das Gesprächsthema zu wechseln. »Was gibt es denn bei dir Neues, Carlos?«

Carlos strahlt, obwohl er ziemlich müde aussieht. »Ach, bei mir ist alles super. Ich habe sehr viel zu tun, aber das werde ich schon überleben«, scherzt Carlos und setzt fort: »Es kommt halt immer auf die richtige Einstellung an, das sage ich meinen Auszubildenden auch immer, wenn sie zu mir kommen und sich überfordert fühlen. Kopf hoch und weitermachen!«

Tom weiß nicht so recht, was er daraufhin sagen soll.

Beim positiven Denken gilt wie so oft: Die Dosis macht das Gift. In diesem Beispiel kommt es zur Überdosierung, auch als toxische Positivität bezeichnet.

Toxische Positivität

Toxische Positivität beschreibt eine sehr ausgeprägte Form des positiven Denkens. Hierbei wird diese Denkweise oft als die einzig richtige Lösung für alle Probleme dargestellt und nicht auf Gefühle eingegangen. Negative Gedanken und Gefühle werden verdrängt und meistens gar nicht zugelassen. Dauerhaft ist diese Art der Kommunikation sehr schädlich für beide Seiten.

Ratschläge und tröstende Worte, wie »Denk einfach positiv!« oder »Kopf hoch!«, sind meistens sehr gut gemeint. Doch gut gemeint bedeutet nicht gleich gut gemacht.

Durch die sozialen Medien wird schnell der Eindruck erweckt, dass es lediglich und ausschließlich eine Frage der Einstellung ist, ob Menschen glücklich sind oder nicht. So einfach ist es häufig dann doch nicht. Natürlich spielt die Einstellung von Menschen eine wichtige Rolle und gleichzeitig reicht ausschließlich positives Denken nicht aus, um gesund und glücklich zu sein. Manche Menschen fühlen sich regelrecht unter Druck gesetzt, in jeder schwierigen Situation eine Chance zu sehen, zuversichtlich damit umzugehen oder gar gestärkt daraus hervorzugehen.

Es kommt sehr auf die Balance an. Positives Denken und Optimismus sind grundsätzlich gut, was auch viele Studien zeigen. Wenn der Optimismus jedoch eher in Richtung Zwangsoptimismus geht, sprechen wir von toxischer Positivität. Hierbei werden negative Gefühle verdrängt und an diesem Punkt wird es ungesund. Denn es liegt nicht immer alles am Mindset.

Wenn negative Emotionen keinen Platz bekommen, werden sie eher noch verstärkt, anstatt dass sie plötzlich verschwinden.[1] Forschende der Universität Jena fanden 2012 heraus, dass es einen Zusammenhang zwischen emotionaler Verdrängung und körperlichen Erkrankungen gibt.[2] Menschen, die stetig unangenehme Gefühle und Gedanken unterdrücken und verdrängen, leiden wesentlich häufiger unter chronischem Bluthochdruck. Dieser kann zu schwerwiegenden Folgeerkrankungen führen.

Wenn Menschen ständig aufgefordert werden, positiv zu sein, können sie sich gezwungen fühlen, negative Emotionen, wie Trauer, Angst, Wut oder Frustration, zu verbergen. In der Folge führt das zu einer Verleugnung der eigenen Gefühle, was langfristig zu einem Mangel an Selbstbewusstsein und einem Gefühl fehlender Authentizität führen kann.

Toxische Positivität kann dazu führen, dass Menschen reale Probleme und Herausforderungen ignorieren, anstatt sie anzugehen und Lösungen zu finden. Indem sie ständig nach »positiven« Aspekten suchen, können sie die Ernsthaftigkeit von Problemen herunterspielen und sich selbst davon abhalten, Hilfe zu suchen oder notwendige Veränderungen vorzunehmen. Menschen, die mit negativen Emotionen kämpfen, kämpfen somit oft gegen sich selbst. Durch toxische Positivität können sie sich zusätzlich schuldig fühlen, weil sie glauben, dass sie nicht »positiv genug« sind oder dass ihre negativen Gefühle unangebracht sind. Folglich kann dies zu einem Teufelskreis führen, in dem sich Schuldgefühle sowie Selbstkritik weiter verstärken.

Langfristig kann toxische Positivität zu einer Beeinträchtigung der psychischen Gesundheit führen, da sie die natürlichen Prozesse der Emotionsregulation stört und Menschen daran hindert, gesunde Bewältigungsmechanismen zu entwickeln. So entsteht ein erhöhtes Risiko für Depressionen, Angstzustände und andere psychische Störungen.

Insgesamt ist toxische Positivität ein hinderlicher Ansatz für den gesunden Umgang mit Emotionen und Herausforderungen im Leben. Stattdessen ist es wichtig, eine gesunde Balance zwischen positiven und negativen Gefühlen zu finden und Raum für Authentizität, Selbstakzeptanz und emotionale Offenheit zu schaffen. Jeder Mensch hat ein anderes Bedürfnis nach Empathie und aufbauenden Worten. Für Tom wäre es vielleicht schön gewesen, wenn Carlos mehr auf sein Stresserleben eingegangen wäre.

Manche Menschen brauchen mehr Empathie und Raum, über ihre Gefühle zu sprechen, während andere Menschen sich aufbauende Worte wünschen, die sie motivieren. Was eine Person als toxisch positiv empfindet, kann eine andere Person noch als aufmunternd empfinden. Wichtig ist hierbei, negative Emotionen und Gedanken nicht dauerhaft zu verdrängen.

Wortmedizin

Einerseits ist es wichtig, über negative Emotionen und Gedanken zu sprechen, andererseits ist es von großer Bedeutung, auch hier wieder den »Absprung« zu finden. Denn Mitleid ist dauerhaft auch nicht gesund. Ein gewisser Grundoptimismus ist wichtig und gesund, gleichzeitig kann dauerhafter Zwangsoptimismus zu ernst zu nehmenden Erkrankungen führen. Jede Person darf hier ihre eigene Balance und ihre eigene Dosis für sich finden.

Wenn Sie sich selbst dabei ertappen, negative Gefühle oder belastende Gespräche sofort zu beenden oder zu relativieren, sollten Sie hinterfragen, woher dieser Impuls kommt. Manche Menschen neigen auch dazu, traurige Mitmenschen sofort zum Lachen bringen zu wollen. Oftmals handelt es sich hierbei um ein erlerntes Verhalten z. B. aus der Kindheit und/oder um eine Art Harmoniesucht und Konfliktscheue. Werden Sie vor allem dann aufmerksam, wenn Sie sich dafür verantwortlich fühlen, dass es all Ihren Mitmenschen (wieder) gut geht.

Reflexionsübung: Umgang mit negativen Gefühlen

- Welche Emotionen kommen in Ihnen auf, wenn sich jemand nicht gut fühlt?
- Woher kennen Sie diese Situationen?
- Was belastet Sie am meisten?
- Welche Überzeugungen und Annahmen haben Sie darüber, wie Menschen mit negativen Emotionen umgehen sollten?
- Inwiefern spiegeln Ihre Reaktionen auf die negativen Gefühle anderer Ihre eigenen Bewältigungsmechanismen und emotionalen Grenzen wider?

* Welche alternativen Wege gibt es, um mit den negativen Gefühlen anderer umzugehen, die nicht darauf abzielen, sie zu relativieren oder wegzudrücken?

Ein weiterer wichtiger Schritt ist, dass Sie Ihre eigenen Gefühle zulassen. Wie geht es Ihnen wirklich? Hierbei geht es nicht darum, dass Sie allen Menschen auf dieser Welt Ihre intimsten Geheimnisse und Gedanken verraten. Es geht vor allem darum, dass Sie selbst auf sich achtgeben und in Verbindung mit sich selbst kommen. Manchen Menschen tut der ehrliche Austausch mit Freundinnen oder dem Partner gut. Wichtig ist hierbei natürlich, dass in diesen Gesprächen alle Gefühle erlaubt sind und Ihnen keine toxische Positivität begegnet. Alternativ kann ich Ihnen das Journaling ans Herz legen.

Journaling

Das Journaling ist eine Praxis, bei der Sie regelmäßig Ihre eigenen Gedanken, Gefühle, Erfahrungen und Beobachtungen in einem Notizbuch festhalten. Durch diese Methode können Sie sich selbst besser kennenlernen, Ihre Gedanken ordnen, Klarheit schaffen und Stress abbauen.
Die Art und Weise des Journalings kann sehr unterschiedlich sein und von Person zu Person variieren. Einige Menschen verwenden ihr Journal, um ihre täglichen Erlebnisse festzuhalten, während andere es nutzen, um über ihre Emotionen, Ziele, Träume oder Probleme zu reflektieren oder Geschehnisse zu verarbeiten.

Suchen Sie sich gern ein paar Fragen aus, die Sie in Ihrem Journal reflektieren. Diese Fragen können auch von Tag zu Tag variieren.

* Wie war mein Tag heute?
* Wie geht es mir gerade?
* Was hat mich heute glücklich gemacht?
* Welchen Herausforderungen oder Hindernissen bin ich heute begegnet und wie bin ich damit umgegangen?
* Welche Gedanken beschäftigen mich gerade am meisten?
* Welche Dinge habe ich heute gelernt?
* Wofür bin ich heute dankbar?
* Welche Gewohnheiten oder Verhaltensweisen waren mir (heute) besonders dienlich und welche weniger?
* Was sind meine langfristigen Ziele und wie kann ich heute dazu beitragen, sie zu erreichen?
* Welche Beziehungen in meinem Leben sind besonders wichtig und wie kann ich sie stärken?
* Was kann ich mir heute/diese Woche Gutes tun?

Vielleicht verspüren Sie auch den inneren Druck, dass es Ihnen immer gut gehen muss oder Sie niemandem zur Last fallen wollen. Möglicherweise haben Sie auch das Gefühl, immer funktionieren zu müssen. Für manche Menschen kann diese toxische Positivität sich selbst gegenüber auch eine Art »Überlebensstrategie« sein. Auch das empfehle ich Ihnen zu hinterfragen oder sich hierzu gegebenenfalls professionelle Unterstützung zu suchen. Denn der ehrliche Umgang mit Ihren Gefühlen ist wichtig für Ihre Gesundheit und Ihre Beziehungen. Alle Gefühle sind erlaubt, okay und wichtig. Sie müssen Ihren Mitmenschen gar keine großen Ratschläge und Tipps geben. Hören Sie aufmerksam zu und versuchen Sie, sich empathisch in die andere Person hineinzuversetzen. Denn allein das Gefühl, ernst genommen zu werden, tut oft schon sehr gut.

Gespräche über Probleme und Herausforderungen können entlastend wirken und eine wertvolle Unterstützung sein, ganz ohne nach Lösungen zu suchen. Gehen Sie achtsam mit Ihren Worten um und verzichten Sie auf »Mach dir nichts draus«, »Das wird schon wieder«, »Ist doch alles halb so wild« oder »Da musst du positiv denken«.

Versuchen Sie, sich in emotionaler Akzeptanz sich selbst und anderen gegenüber zu üben. Es gibt einige Achtsamkeits- und Meditationspraxen, die das bewusste Erleben ohne Vorurteile trainieren. Stärken Sie auch Ihr Selbstmitgefühl. Selbstmitgefühl beinhaltet die Fähigkeit, sich selbst liebevoll und mit Verständnis zu behandeln, besonders in schwierigen Zeiten. Akzeptieren Sie Ihre Fehler und Unvollkommenheiten, ohne sich selbst abzuwerten. Selbstmitgefühl kann durch positive Selbstgespräche, Selbstfürsorge und Mitgefühlübungen gefördert werden. Um Gespräche ehrlich und tiefgründig zu gestalten und dabei toxische Positivität zu vermeiden, gibt es einige Tipps, die helfen können:

6 Tipps für ehrliche und tiefgründige Gespräche

- Versuchen Sie, selbst authentisch zu sein.
- Üben Sie sich darin, aufmerksam zuzuhören.
- Vermeiden Sie Urteile und Bewertungen.
- Halten Sie sich mit ungefragten Tipps und Ratschlägen zurück.
- Teilen Sie ggf. eigene Erfahrungen.
- Stellen Sie offene Fragen.

4 Fragen, um Gespräche zu vertiefen

- »Wie geht es dir damit?«
- »Was nimmst du aus dieser Erfahrung für dich mit?«
- »Was denkst du darüber?«
- »Wie möchtest du nun damit umgehen?«

Wenn Sie selbst von toxischer Positivität betroffen sind, finden Sie hier ein paar gesunde Sätze, um gut auf toxisch positive Situationen zu reagieren. Prüfen Sie, wie immer, was stimmig für Sie ist:

- »Ich weiß deine positive Einstellung zu schätzen und gleichzeitig fühle ich mich gerade überfordert. Ich wünsche mir, dass du mir zuhörst.«
- »Ich verstehe, dass du mir Mut machen möchtest, und gleichzeitig fühle ich mich im Moment nicht in der Lage, (einfach) positiv zu denken. Es würde mir helfen, wenn …«
- »Ich wünsche mir gerade, dass meine Gefühle anerkannt werden, so wie sie jetzt gerade sind.«
- »Danke für deinen Versuch, mir zu helfen. Was ich gerade mehr brauche, ist jemand, der mir einfach nur zuhört.«
- »Ich weiß, dass du es gut mit mir meinst, gleichzeitig fühlt es sich für mich so an, als würden meine Sorgen nicht ernst genommen werden.«
- »Ich akzeptiere alle meine Gefühle. Für mich ist es gerade okay, dass ich noch etwas Zeit brauche, um mit der Situation umzugehen.«
- »Ich schätze deine positive Sichtweise. Manchmal brauche ich einfach ein wenig Zeit, die ich mir auch gern geben möchte.«

16

»Ich gebe dir mal einen gut gemeinten Ratschlag!« Übergriffige Kommunikation

Philipp arbeitet seit einigen Jahren in einem mittelständischen IT-Unternehmen. Sein Chef hat ihm letzte Woche mitgeteilt, dass er ein neues Projekt leiten darf. Philipp ist stolz und freut sich auf die neue Herausforderung. Um seine Kolleginnen und Kollegen, die an dem Projekt beteiligt sein werden, über das Projekt zu informieren, verfasst Philipp eine E-Mail an alle, um zu einem Auftaktmeeting einzuladen. Kurze Zeit nach Versenden der Mail steht sein Kollege Ralf vor Philipps Schreibtisch.

»Hallo Philipp, danke für deine Mail. Ich bin schon gespannt, was du uns über das neue Projekt erzählen wirst. Ich würde die E-Mail aber beim nächsten Mal etwas kürzer fassen, da waren viele Informationen enthalten, die ich gar nicht gebraucht hätte. Außerdem rate ich dir, im Meeting auf Laura zu achten, die hat ja immer zu allem eine Meinung. Da darfst du dir nicht das Zepter aus der Hand reißen lassen.« Philipp schaut Ralf etwas überrumpelt an und bedankt sich für seine Hinweise.

Derweil ist eine Woche vergangen und das Auftaktmeeting hat stattgefunden. Philipp verlässt soeben den Meetingraum und ist sichtlich zufrieden. Die Kolleginnen und Kollegen haben viele Ideen eingebracht und wirken motiviert. Philipp hat richtig Lust, das Projekt mit dem Team gemeinsam umzusetzen. Er ist gerade auf dem

Weg zurück in sein Büro, als ihn Ralf abfängt. »Ach Philipp, gut, dass ich dich noch erwische. Super Meeting! Das ist bestimmt noch alles aufregend und neu für dich. Beim nächsten Mal solltest du die Diskussion ein bisschen früher beenden. Einige Kollegen wirkten schon ein wenig genervt. Ich habe dich ja vor Laura gewarnt. Die war ja auch heute wieder sehr aktiv«, sagt Ralf und grinst.

Philipp bleibt etwas nachdenklich zurück. Wenn er ehrlich zu sich ist, sind Ralfs Ratschläge etwas zu viel des Guten.

Bei der Geschichte von Philipp und Ralf handelt es sich um einen klassischen Fall von »Gut gemeint ist nicht gleich gut gemacht«. Ralf gibt Philipp immer wieder ungefragt Ratschläge, Feedback und Tipps. Dabei ist Ralf weder in einer vorgesetzten Position, die ihn dazu verpflichtet, Feedback zu geben, noch hat Philipp Ralf aktiv um Rat gefragt. Warum Ralf Philipp ständig Tipps und Feedback gibt, ist unklar. Meistens steckt hinter diesem Verhalten keine negative, sondern sogar eine positive Absicht. Es ist für manche eine Form der Hilfsbereitschaft. Was dabei häufig außer Acht gerät, ist die Frage, ob die andere Person überhaupt Hilfe braucht oder möchte.

Ungefragte Ratschläge können eine subtile Form übergriffiger Kommunikation darstellen, die – oft unbewusst – die persönlichen Grenzen und die Autonomie der anderen Person verletzt. Die Ratgebenden nehmen häufig unbewusst an, dass die betreffende Person nicht in der Lage ist, ihre eigenen Entscheidungen zu treffen oder ihre eigenen Probleme zu lösen. Dadurch kann die Selbstachtung der Person untergraben werden, da sie das Gefühl bekommt, dass ihre Fähigkeiten und ihr Wissen nicht ausreichend sind.

Darüber hinaus zeigt dies, dass die Ratgebenden über eine mangelnde Sensibilität für die aktuelle Situation oder die Bedürfnisse der Person verfügen. So wirkt die Kommunikation abwertend oder bevormundend. Diese Art der Kommunikation kann zu Spannungen oder Konflikten führen und die Beziehungsdynamik stören, besonders, wenn sie zwischen Eltern und Kindern, Freunden oder Kolleginnen auftritt. Daher ist es wichtig, dass Sie respektvoll kommunizieren und Ratschläge nur dann geben, wenn sie ausdrücklich gewünscht oder angefordert werden, um die persönlichen Grenzen und die Autonomie anderer zu respektieren. Alternativ können Sie fragen, ob Feedback oder ein Tipp gewünscht sind. Menschen haben eine größere Offenheit gegenüber Feedback und Tipps, wenn sie zuvor gefragt worden sind.

Übergriffige Kommunikation wird klassischerweise mit »Du musst«- oder »Du solltest lieber«- Sätzen eingeleitet. Weitere häufig verwendete Formulierungen sind zum Beispiel:

- »Ich würde an deiner Stelle …«
- »Du bist total überfordert/angespannt …«
- »Ich mache das für dich …«
- »Das machst du falsch …«
- »Warum machst du es nicht so … Das ist doch viel besser …«
- »Warum hast du mich nicht gleich gefragt, ich hätte dir geholfen.«
- »Das kann man doch auch so machen …«
- »Es ist besser, wenn du …«
- »Es ist doch viel einfacher, wenn du …«
- »Da habe ich mir auch schon etwas für dich überlegt …«

Übergriffige Kommunikation äußert sich allerdings nicht nur in ungefragten Ratschlägen und Tipps. Unter übergriffiger Kommunikation versteht man auch den unsensiblen Umgang mit sensiblen Themen. Fragen wie »Wann kommt eigentlich das zweite Kind?«, »Warum bist du eigentlich so oft krank?« oder Sprüche wie »Die Hose saß auch mal lockerer!« sind übergriffige Kommunikation. Auch vermeintliche »Komplimente« wie »Dein Alter sieht man dir gar nicht an« sind übergriffig, denn Sätze dieser Art schließen von einem äußeren Merkmal oder einer Verhaltensweise auf die Werte oder Kompetenzen eines Menschen. Wenn Grenzen nicht gewahrt werden, handelt es sich immer um eine Form übergriffiger Kommunikation: »Du hast zwar gesagt, dass du da nicht drüber sprechen willst, aber erzähl doch mal, was passiert ist. Ich bin doch so neugierig.«

All diese vermeintlich harmlosen Sprüche und hilfreich gemeinten Tipps führen zu Mikroverletzungen. Die einen spüren diese eher als die anderen. Nicht umsonst heißt es im Volksmund: »Ratschläge sind auch Schläge.«

Die Verhaltensforschung zeigt, dass Menschen, die sich bevormundet fühlen, schneller mit Ablehnung oder sogar Trotz reagieren. Das führt zu Widerstand und begünstigt das Ja-aber-Verhalten.[1] Ein Ja-aber-Verhalten beschreibt eine Kommunikationsweise, bei der eine Person einer Aussage, Idee oder einem Vorschlag zunächst scheinbar zustimmt (»Ja«), jedoch sofort danach einen Einwand, eine Einschränkung oder einen Widerspruch anführt (»aber«).

Eine Studie der Michigan State University bestätigt dies. Demnach ist es besser zu warten, bis man aktiv um Hilfe gebeten wird, statt ungefragt zu helfen oder Ratschläge zu geben. Diese Form der proaktiven Hilfe ist weder gut für die Person, die den Ratschlag bekommt, noch für die helfende Person. Wer ungefragt Ratschläge erhält, ist oft frustriert und fühlt sich in seiner Kompetenz untergraben. Auch die helfenden Personen sind oft frustriert, weil ihnen keine Dankbarkeit entgegengebracht wird, obwohl sie doch geholfen haben. Das empfinden sie als Geringschätzung.[2] Am Ende sind alle weniger motiviert. So entstehen häufig Diskrepanzen zwischen Team- oder Familienmitgliedern. Natürlich tauchen solche Phänomene auch im Freundes- und Bekanntenkreis auf.

Untersuchungen zeigen, dass Menschen lieber Ratschläge geben, als sie zu bekommen.[3] Denn Menschen teilen gern ihre Erfahrungen. Das ist das, worauf Ratschläge basieren – eigene Erfahrungen. Grundsätzlich ist es oft leichter, sich um die Probleme anderer zu kümmern, als sich mit sich selbst auseinanderzusetzen. Deshalb geben viele Menschen lieber einen Rat, als etwas für sich selbst zu entscheiden – das wird als Salomon-Paradox bezeichnet. Es beschreibt eine Diskrepanz zwischen dem Rat, den Menschen anderen geben, und dem Verhalten, das sie selbst in ähnlichen Situationen zeigen.

Wortmedizin

Was macht einen guten Ratschlag aus? Grundsätzlich sollten Sie Ratschläge nicht ungefragt nach dem Gießkannenprinzip verteilen. Fragen Sie aus Respekt der anderen Person gegenüber, ob sie überhaupt einen Ratschlag haben möchte. Das gilt übrigens auch im Umgang mit Kindern und Jugendlichen. Sprechen Sie Ihre Idee oder Ihre Hilfestellung als Angebot aus. Hier ein paar Sätze zu gesunden Hilfsangeboten:

- »Ich habe dazu eine Idee. Möchtest du sie hören?«
- »Wenn du dir Unterstützung wünschst, kannst du mir einfach Bescheid sagen.«
- »Ich habe dazu noch einen Gedanken. Möchtest du, dass ich ihn mit dir teile?«
- »Falls du dir im weiteren Verlauf Unterstützung wünschst, sprich mich gern an.«
- »Ich habe in dem Bereich schon Erfahrungen gesammelt. Möchtest du, dass ich sie mit dir teile?«
- »Ich möchte dich unterstützen und gleichzeitig verstehe ich auch, dass du deine eigenen Entscheidungen treffen möchtest. Lass mich wissen, wenn ich dir behilflich sein kann.«
- »Ich habe den Eindruck, dass du in letzter Zeit gestresst warst.

Möchtest du darüber sprechen oder gibt es etwas Bestimmtes, bei dem ich dir behilflich sein kann?«

Wird Ihr Unterstützungsangebot abgelehnt, akzeptieren Sie dies und verstehen Sie es nicht als Zurückweisung. Viele Menschen möchten erst einmal eigene Erfahrungen sammeln, bevor sie auf die Hilfe anderer zurückgreifen. Achten Sie beim Aussprechen eines Unterstützungsangebotes darauf, wie Sie es formulieren. Eine aufgeschlossene und liebevolle Haltung ist hier empfehlenswert, damit das Angebot nicht bevormundend oder belehrend wirkt.

Nehmen Sie sich ausreichend Zeit, um das Problem oder die Herausforderung zu erkennen. Oftmals werden Ratschläge verteilt, bevor das Problem in Gänze erfasst wurde. Hier lohnt es sich nachzufragen, ob die Person noch etwas mehr über das Problem berichten möchte. Im schnelllebigen Alltag passiert es oft, dass wir sehr schnell, manchmal zu schnell reagieren. Zudem sprechen auch viele über das Problem, ohne sich eine Lösung zu wünschen. Denn allein die Möglichkeit, dass Menschen über ihre Probleme und Gefühle offen sprechen können, ist bereits die halbe Lösung. Solche Gespräche führen nachweislich zu einer Entlastung und tun gut. Nicht umsonst greifen wir intuitiv zum Telefon und rufen eine uns vertraute Person an, wenn uns etwas auf dem Herzen liegt. Aufmerksam und empathisch zuzuhören, kann daher schon eine große Hilfe sein.

Bo Feng ist Professorin für Kommunikationswissenschaft an der University of California und bestätigt, dass Freundinnen und Freunde oder Familienangehörige erst einmal emotionale Unterstützung brauchen, bevor sie das Problem erkunden können. Wenn diese beiden Voraussetzungen erfüllt sind, wurde der Rat als besonders hilfreich bewertet.[4]

Die Kommunikationsforscherinnen Wendy Samter und Erina MacGeorge nennen als Schlüsselfaktor für einen gelungenen Ratschlag die personenzentrierte Kommunikation. Es wird genau geschaut, was die andere Person braucht. Das hilft beim Abbauen von Stresshormonen und stärkt das Selbstwertgefühl, weil die Person nicht bevormundet wird.[5] Diese Form der Kommunikation soll eine unterstützende und einfühlsame Umgebung schaffen, in der sich Menschen frei äußern und sich verletzlich zeigen können. Dabei stehen Wertschätzung, Akzeptanz und Empathie für die Gefühle und Bedürfnisse des Gegenübers im Mittelpunkt. Die personenzentrierte Kommunikation beginnt bereits mit der Zuwendung durch Blickkontakt und einer aufgeschlossenen Körperhaltung.

Feedback vs. Ratschlag

Wichtig ist, Feedback von Ratschlägen zu unterscheiden. Wenn Sie jemandem eine Rückmeldung geben oder vielleicht auch geben müssen, dann sollten Sie das tun. Respektvollerweise sollten Sie einen geeigneten Zeitpunkt abpassen und bestenfalls nachfragen, ob die Person gerade ein offenes Ohr für das Feedback hat.

Feedback: Feedback dient dazu, eine Rückmeldung zu geben, oft über die Leistung oder das Verhalten einer Person. Es informiert die Empfänger:innen darüber, wie ihre Handlungen oder Leistungen wahrgenommen wurden, und kann sowohl positive als auch konstruktive Elemente enthalten.

Ratschlag: Ein Ratschlag bietet konkrete Empfehlungen oder Anleitungen, um etwas besser zu machen oder eine bestimmte Situation anzugehen.

Wenn Menschen ungefragt Ratschläge erteilen, steckt dahinter oft eine positive Absicht. Nur wenige Menschen meinen es böse. Aus diesem Grund lohnt es sich, den ungefragten Ratschlag respektvoll abzulehnen. Hier sind ein paar Beispiele:

* »Ich danke dir für deinen Rat und gleichzeitig habe ich gerade keine Ratschläge benötigt.«
* »Danke, ich benötige gerade keine Unterstützung.«
* »Ich komme auf dich zu, wenn ich mir Unterstützung (von dir) wünsche.«
* »Ich schätze deine Meinung und gleichzeitig möchte ich gern meine eigenen Entscheidungen treffen.«
* »Ich bin mir meiner Bedürfnisse bewusst und weiß, wie ich mit der Situation umgehen kann.«
* »Ich bin dankbar für deine Unterstützung und trotzdem möchte ich diese Situation auf meine Weise lösen.«
* »Ich möchte gerade keinen Rat. Ich möchte einfach nur, dass du mir zuhörst.«

Bei allen anderen Formen übergriffiger Kommunikation ist eine klare Abgrenzung wichtig:

* »Ich möchte nicht, dass du meinen Körper kommentierst.«
* »Ich möchte über dieses Thema nicht sprechen.«
* »Diese Frage ist mir zu persönlich.«
* »Meine Gefühle und ich sind genau richtig, so wie sie sind.«
* »Kommentare über mein Aussehen sind für mich inakzeptabel.«
* »Solche Kommentare verletzen mich.«
* »Ich finde mich gut so, wie ich bin.«

Jede Person hat unterschiedliche Grenzen. Was die einen zu viel finden, fällt anderen noch nicht auf. Grenzen müssen nicht verstanden werden. Grenzen müssen akzeptiert werden.

17

»Darf ich eine Frage stellen?« Unsichere Kommunikation und sich selbst kleinreden

»Darf ich dazu kurz eine Frage stellen?«, meldet sich Julia zögerlich im Meeting zu Wort. Julia kostet es immer noch ziemlich viel Überwindung, sich in einer Gruppe von Menschen zu beteiligen. Sie mag die Aufmerksamkeit, die dann auf sie gerichtet wird, überhaupt nicht. Die Rolle der stillen Beobachterin ist ihr wesentlich lieber. Im letzten Gespräch mit ihrer Chefin wurde Julia dazu ermutigt, sich mehr einzubringen und ihre Ideen zu teilen. Das versucht sie nun umzusetzen. Sie mag das Team und der Arbeitsplatz liegt ihr auch am Herzen. Gleichzeitig fällt es ihr sehr schwer, sich einzubringen. Das war schon immer so. Schon in der Schulzeit forderten die Lehrkräfte Julia auf, sich mehr zu melden, da ihre mündlichen Noten unter der Stille litten.

Julia holt noch einmal tief Luft und sagt: »Ich wollte nur kurz wissen, ob wir die Aufgaben nicht von Anfang an vielleicht unter uns aufteilen, also, na ja, damit jede Person weiß, worum sie sich genau kümmern soll. Das ist nur so eine Idee. Wir müssen das natürlich nicht so machen.« Julia nippt nervös an ihrer Apfelschorle. »Die Idee finde ich richtig gut«, freut sich Nils aus Julias Abteilung. Auch die anderen stimmen nickend zu.

»Julia, welche Aufgaben sind denn bei euch in der Abteilung noch offen?«, will Julias Chefin wissen.

»Ähm, also, ich glaube, es müsste sich vielleicht nur noch jemand um die Terminabstimmung mit den anderen Abteilungen kümmern. Zur Not könnte ich das natürlich auch noch machen. Das ist kein Problem. Das kriege ich schon irgendwie hin«, sagt Julia nervös und bereut im gleichen Moment, das Angebot gemacht zu haben. Denn eigentlich ist sie mit ihren bisherigen Aufgaben mehr als ausgelastet. »Mann, ich bin so doof, warum biete ich auch gleich an, dass ich es übernehme! Da bin ich selbst schuld, dass meine To-do-Liste immer länger wird«, ärgert sich Julia über sich selbst. Ihre Chefin nimmt Julias Angebot freudestrahlend an.

Julia verlässt das Meeting und ist sichtlich erschöpft. Solche Zusammenkünfte empfindet sie jedes Mal als eine echte Tortur. Sie hat den Eindruck, sich um Kopf und Kragen zu reden. Außerdem hat sie anschließend immer noch mehr Aufgaben als vorher, weil sie alles auf sich nimmt. Unzufrieden und erschöpft lässt sie sich auf ihren Schreibtischstuhl fallen.

Julia ist unsicher. Sie fühlt sich in Gruppensituationen unwohl. Hinzu kommt, dass Julia eher eine introvertierte Person ist. Introvertierte Menschen neigen dazu, ihre Energie aus dem Alleinsein oder aus der Interaktion in eher kleinen Gruppen zu gewinnen, während extravertierte Menschen sich eher in größeren sozialen Umgebungen wohlfühlen.

Unsicherheit ist eine separate Eigenschaft, die unabhängig von Introversion oder Extraversion existieren kann. Einige introvertierte Personen sind unsicher, während andere selbstsicher und selbstbewusst sind. Ebenso gibt es extravertierte Menschen, die unsicher sein können.

Unsicherheit und unsichere Kommunikation begünstigen die Ausschüttung von Stresshormonen. Dadurch entsteht das Gefühl, sich um Kopf und Kragen zu reden. Interessanterweise empfinden viele eher unsichere Menschen die Kommunikation mit anderen, insbesondere in Gruppen, als Tortur. Wenn sich eine Person unsicher fühlt, sei es aufgrund von Selbstzweifeln, Angst vor Ablehnung oder einem Mangel an Vertrauen in die eigenen Fähigkeiten, kann dies ihre Fähigkeit beeinträchtigen, sich klar und selbstbewusst auszudrücken.

In unsicheren Situationen neigen Menschen dazu, sich zurückzuziehen und vorsichtig zu sein, oder vermeiden, ihre Gedanken und Gefühle offen mit anderen zu teilen. Diese unsichere Kommunikation kann wiederum dazu führen, dass die Person negative Reaktionen von anderen erfährt oder nicht das gewünschte Ergebnis erzielt. Zum Beispiel werden ihre Botschaften missverstanden oder die betreffende Person hat Schwierigkeiten, ihre Bedürfnisse effektiv zu kommunizieren. Diese negativen Erfahrungen verstärken die Unsicherheit und untergraben das Selbstvertrauen, was zu einem Teufelskreis führt. Typische unsichere Sätze, die den eigenen Wert schmälern, sind z. B.:

- »Wenn nicht, dann ist es auch nicht so schlimm.«
- »Ich wollte nur …«
- »Das war nur so eine Idee …«
- »Ach, das war gar nicht schwierig.«
- »Ich habe mal eine dumme Frage.«
- »Darf ich etwas fragen?«
- »Entschuldigung, daran bin ich wahrscheinlich schuld.«
- »Ich dachte nur …«
- »Ach egal, war nicht so wichtig.«
- »Entschuldige bitte, wenn ich falschliege, aber …«
- »Ich weiß nicht, ob ich das kann.«
- »Es tut mir leid, wenn ich dich störe …«

Wir reden uns selbst klein und verringern dadurch unser Selbstwertgefühl. Je mehr unser Selbstwertgefühl unter unserer Kommunikation leidet, desto unsicherer werden wir in Zukunft sein. Das schwächt in der Folge die Selbstwirksamkeit. Selbstwirksamkeit zeigt, ob eine Person sich selbst zutraut, bestimmte Handlungen auszuführen und bestimmte Ergebnisse zu erzielen, die ihre Lebenssituation beeinflussen. Wenn die Selbstwirksamkeit leidet, kommt also auch immer mehr das Gefühl auf, Opfer äußerer Umstände zu sein. Die Personen haben oft den Eindruck, keinen Einfluss auf bestimmte Situationen zu haben. Das verschärft die unsichere Kommunikation und das Gefühl der Unsicherheit.

Menschen können aus verschiedenen Gründen unsicher sein. Eine häufige Ursache für Unsicherheit sind negative Erfahrungen in der Vergangenheit, sei es in zwischenmenschlichen Beziehungen, im schulischen oder beruflichen Umfeld oder in anderen Lebensbereichen. Kritik, Ablehnung oder Misserfolge können das Selbstwertgefühl und die Selbstwirksamkeit beeinträchtigen und Unsicherheit auslösen. Darüber hinaus verstärken unklare Erwartungen, unzureichende Unterstützung oder mangelnde Bestätigung seitens wichtiger Bezugspersonen Unsicherheit.

Persönliche Merkmale wie Perfektionismus oder ein starkes Bedürfnis nach Zustimmung und Anerkennung können ebenfalls zu Unsicherheit beitragen, da sie den Druck erhöhen, Erwartungen zu erfüllen und Fehler zu vermeiden. Unbekannte oder herausfordernde Situationen rufen ebenfalls Unsicherheit über die eigenen Fähigkeiten und die möglichen Ergebnisse hervor. Auch psychologische Faktoren, wie Angst oder Depression, können Unsicherheit verstärken, indem sie das Selbstvertrauen beeinträchtigen und negative Denkmuster verstärken.

Neben den typischen Sprachmustern gibt es noch weitere Merkmale für unsichere Kommunikation:

* häufiges Entschuldigen (auch wenn es keinen Grund gibt)
* Nicht-Äußern der eigenen Meinung

* höheres Stressniveau
* vermehrte Sprachlosigkeit
* Übergehen der eigenen Bedürfnisse
* häufigeres Vermeidungsverhalten
* Tendenz, eher »Ja« anstatt »Nein« zu sagen
* fehlendes Grenzen-Setzen
* ungenaue Aussagen, fehlende Klarheit
* keine Kommunikation auf Augenhöhe
* vermehrtes Rechtfertigen

Unsicherheit und unsichere Kommunikation können erhebliche Auswirkungen auf die psychische und physische Gesundheit einer Person haben. Auf psychischer Ebene führen anhaltende Unsicherheit und die damit verbundenen negativen Gedanken zu einem erhöhten Stressniveau. Ständige Selbstzweifel und Ängste verursachen ein anhaltendes Gefühl von Unruhe, Sorgen und Nervosität, was wiederum das Risiko für Angststörungen und Depressionen erhöht. Eine Person kann sich ständig unter Druck gesetzt fühlen, den Erwartungen anderer gerecht zu werden, was zu einem hohen Maß an emotionaler Belastung führen kann.

Darüber hinaus kann Unsicherheit auch körperliche Auswirkungen haben. Chronischer Stress, der durch Unsicherheit verursacht wird, kann das Immunsystem schwächen und die Anfälligkeit für Krankheiten erhöhen. Einige Studien haben gezeigt, dass langfristiger Stress das Risiko für Herz-Kreislauf-Erkrankungen, Magen-Darm-Probleme und andere Gesundheitsprobleme erhöht. Zudem neigen Menschen, die sich unsicher fühlen, häufiger zu ungesunden Bewältigungsmechanismen, wie übermäßigem Essen, Alkohol- oder Drogenmissbrauch oder sozialem Rückzug.

In einer Studie wurden Blutproben von eher introvertierten und eher extravertierten Personen untersucht. Die Untersuchungen kamen zu dem Ergebnis, dass eher extravertierte Menschen ein stärkeres Immunsystem haben als Menschen, die sich als introvertiert beschreiben. Sie neigten ebenfalls weniger zu Erkrankungen wie Asthma, Reizdarmerkrankungen oder Zöliakie. Die Entzündungswerte waren bei den Personen, die sich als introvertiert beschrieben, leicht erhöht.[1] Es wird daher davon ausgegangen, dass introvertierte Menschen mehr Stress, Druck und Belastungen im Alltag empfinden. Der Alltag ist eher auf extravertierte Menschen ausgelegt. Demnach geraten introvertierte Menschen schneller in Stresssituationen, auch wenn diese oft gar nicht bewusst als solche wahrgenommen werden.

Wortmedizin

Sichere Kommunikation fängt im Inneren an. Je liebevoller und wertschätzender wir zu uns selbst sind, desto mehr trauen wir uns zu. Studien zeigen, dass Menschen, die Achtsamkeit praktizieren, sich selbst besser und realistischer einschätzen können, mehr Vertrauen in sich selbst haben und glücklicher sind.[2] Insbesondere die Selbsteinschätzung ist ein wichtiger Aspekt, um sicherer kommunizieren zu können. Unsichere Menschen neigen dazu, sich selbst schlechter einzuschätzen, als sie sind. Durch einen guten Bezug zu sich selbst können Menschen klarer kommunizieren, weil sie sich selbst klar über ihre Stärken und Schwächen sind. Eine sichere Kommunikation wird auch dadurch begünstigt, dass man sich der eigenen Schwächen bewusst ist und diese mehr und mehr akzeptiert. Achtsamkeit kann ebenfalls dabei behilflich sein, besser mit stressigen Situationen umzugehen. Man geht davon aus, dass das Praktizieren von Achtsamkeit eine sichere Kommunikation fördert.

Auch unsere Körperhaltung kann uns dabei helfen, uns sicher zu fühlen. Achten Sie darauf, aufrecht zu sitzen oder zu stehen. Versuchen Sie Blickkontakt zu halten. In einer Metaanalyse wurden 130 Studien mit rund 10 000 Teilnehmenden ausgewertet. Den Ergebnissen zufolge gibt es einen signifikanten Zusammenhang zwischen einer aufrechten Körperhaltung und einer positiven Selbstwahrnehmung. Zudem hat eine aufrechte Haltung positive Auswirkungen auf das Verhalten der Teilnehmenden.[3]

Durch Ihre Kleidung können Sie ebenfalls dazu beitragen, sich sicherer zu fühlen und demnach sicherer zu kommunizieren. Wählen Sie Kleidung, in der Sie sich wohlfühlen und in der Sie sich mögen. Nachfolgend finden Sie noch eine Checkliste für eine sichere Kommunikation.

Sichere Kommunikation und ein sicheres Auftreten zeigen sich durch folgende Merkmale:

- aufrechte Körperhaltung
- ruhige Atmung
- Pausen machen beim Sprechen
- aufmerksames Zuhören
- Blickkontakt halten
- aktives Formulieren von Sätzen (»Ich freue mich auf dein Feedback.«)
- Vermeiden von passiven Sätzen (»Ich würde mich freuen, wenn …«)
- sich selbst Zeit einräumen: »Ich mache mir dazu Gedanken.«
- Komplimente annehmen
- unnötige Entschuldigungen reduzieren
- statt: »Ja, aber« lieber: »und gleichzeitig«
- Weichmacher reduzieren (vielleicht, ein bisschen, eigentlich)
- Konjunktiv II reduzieren (hätte, könnte, wäre, würde)
- Grenzen setzen: »Danke, dass du hierbei an mich gedacht hast. Meine freien Kapazitäten sind für diesen Monat ausgeschöpft.«
- offene Fragen stellen

Selbstsicherheit to go

Durch die genannten Merkmale können Sie Selbstsicherheit und eine sichere Kommunikation üben. Je öfter Sie einen dieser Punkte umsetzen, desto mehr zahlen Sie auf Ihr Sicherheitskonto ein. Suchen Sie sich zu Beginn gern ein bis zwei Merkmale aus und versuchen Sie, diese im Alltag umzusetzen. Beobachten und reflektieren Sie sich dabei selbst.

- Schritt 1: Merkmal(e) auswählen
- Schritt 2: im Alltag beobachten und sich bewusst werden – wie gelingt es mir momentan?
- Schritt 3: im Alltag verändern
- Schritt 4: Reflektieren – welche Veränderungen beobachte ich?
- Schritt 5: dranbleiben

Wenn Sie die fünf Schritte erfolgreich durchlaufen haben, können Sie sich ein neues Merkmal aus der Liste auswählen. Wichtig ist hierbei, dass Sie nur die Dinge verändern, die sich für Sie stimmig anfühlen.

Hier ein paar Beispielsätze für eine sicherere Kommunikation:

- »Ich habe eine Frage dazu …«
- »Folgendes ist mir dazu noch nicht klar …«
- »Habe ich das richtig verstanden …«
- »Das habe ich gern gemacht.«
- »Ich hole mir gern Informationen dazu ein.«
- »Das gehört nicht zu meinen Stärken, deshalb habe ich folgende Idee …«

- »Dazu mache ich mir gern Gedanken und gebe Ihnen morgen eine Rückmeldung.«
- »Ich habe hierzu noch ein Anliegen …«
- »Danke für deine Geduld.«
- »Dazu brauche ich bitte noch ein paar mehr Informationen.«
- »Ich bin der Meinung, dass …«
- »Meiner Erfahrung nach …«

Zusätzlich empfiehlt es sich, das Wörtchen »ob« durch die Worte »wie« oder »was« zu ersetzen. Sagen Sie also statt: »Ich wollte mal hören, ob Sie meinen Vortrag gut fanden« lieber: »Ich wollte mal hören, wie Sie meinen Vortrag fanden«. Alternativ können Sie sagen: »Ich wollte mal hören, was Sie an meinem Vortrag gut fanden.« Der erste Satz stellt nämlich infrage, ob die Person den Vortrag überhaupt gut fand. Der zweite Satz ist etwas neutraler formuliert und das dritte Beispiel tendiert in eine positive Richtung.

Worte, die Sie getrost ersetzen oder weglassen können:

Anstatt: »Entschuldigung, dass ich wieder so viel rede.«
Besser: »Danke, dass du mir zuhörst.«
Info: Entschuldigen Sie sich bitte nur, wenn es wirklich angebracht ist. In allen anderen Fällen können Sie »Entschuldigung« durch »Danke« ersetzen.

Anstatt: »Ich habe mal eine doofe Frage dazu.«
Besser: »Ich habe eine Frage dazu.«
Info: Verzichten Sie auf die Bewertung Ihrer selbst.

Anstatt: »Ich arbeite nur Teilzeit.«
Besser: »Ich arbeite Teilzeit.«
Info: Das Wörtchen »nur« können Sie in nahezu allen Fällen weglassen. Es lässt Sie klein wirken.

Anstatt: »Ich kann das eigentlich ganz gut.«
Besser: »Ich kann das gut.«
Info: Auf das Füllwort »eigentlich« und das relativierende »ganz« können Sie in Zukunft verzichten.

Anstatt: »Darf ich dazu eine Frage stellen?«
Besser: »Eine Sache ist mir dazu noch nicht klar, und zwar …«
Info: Achten Sie bewusst darauf, wann Sie eine Frage stellen. In vielen Fällen wird um Erlaubnis gebeten, in denen es nicht notwendig ist. Es baut unnötig Hierarchie auf.

Anstatt: »Ich könnte mir vorstellen, dass wir den Termin vielleicht auf Montag schieben sollten.«
Besser: »Ich halte Montag für einen guten Ersatztermin.«
Info: Versuchen Sie, Weichmacher (vielleicht, eventuell) und Konjunktiv II (hätte, könnte, wäre, würde) zu reduzieren.

Übrigens: Laut Studien trägt körperliche Betätigung, beispielsweise in Form von Sport, dazu bei, dass Menschen ein stärkeres Selbstwertgefühl entwickeln.[4] Zusätzlich verändert Sport Ihre Haltung, was wiederum auch Ihr Empfinden beeinflusst. Außerdem hilft Sport dabei, Stress abzubauen. Sie fühlen sich ausgeglichener und wohler. Das macht sich auch in der Kommunikation bemerkbar.

Sie können sich zusätzlich noch anderweitig trainieren. Die 7-2-1-Regel ist Ihr persönliches Trainingsprogramm, um immer ein bisschen sicherer zu werden. Damit Sie sich Stück für Stück sicherer fühlen, gilt es, die Selbstbeziehung zu stärken. Ganz nebenbei fördern Sie Ihre Gesundheit.

7-2-1-Regel

An 7 Tagen in der Woche schreiben Sie mindestens eine Sache auf, auf die Sie stolz sind. Hierbei geht es nicht um große Ereignisse und Erfolge, sondern um die Kleinigkeiten im Alltag, die wir schnell übersehen.

An 2 Tagen in der Woche tun Sie sich selbst etwas Gutes. Auch das können Kleinigkeiten sein, z. B. ein Spaziergang, eine Atemübung, das Lieblingslied hören, sich einen leckeren Tee zubereiten oder eine Gesichtsmaske.

An 1 Tag in der Woche machen Sie etwas, was Sie ein wenig herausfordert, z. B. Nein sagen, Ihre Meinung äußern oder um Hilfe bitten.

Auch liebevolle innere Dialoge und Selbstsicherheitssätze können Ihnen dabei behilflich sein, sich sicherer zu fühlen:

* »Ich finde mehr und mehr Sicherheit in mir.«
* »Ich erleichtere mir das Leben dadurch, dass ich mir selbst vertraue.«
* »Mir fällt es immer ein Stück leichter, mich zu Wort zu melden.«
* »Ich habe etwas zu sagen und damit fange ich heute an.«
* »Ich traue mir mehr und mehr zu.«
* »Heute höre ich offiziell auf, mir selbst im Weg zu stehen.«

- »Aus Respekt vor mir selbst lasse ich negative Überzeugungen über mich los.«
- »Indem ich mich einbringe, tue ich der Welt etwas Gutes.«
- »Ich nehme mich selbst ernst.«
- »Meine Gedanken und Ideen sind wichtig.«
- »Ich leiste mit meinen Ideen einen wertvollen Beitrag.«

Um selbstsicherer zu werden und somit sicherer zu kommunizieren, ist es wichtig, an verschiedenen Aspekten zu arbeiten, die Sie selbst stärken. Machen Sie sich bewusst, dass Selbstsicherheit ein erlernbares Merkmal ist und nicht unveränderlich bleibt. Selbstreflexion und Achtsamkeit sind zwei gute erste Schritte, um die eigenen Stärken und Schwächen zu erkennen und sich besser einschätzen zu können. Positive Selbstgespräche und die Vermeidung von übermäßiger Selbstkritik können ebenfalls dazu beitragen, ein gesundes Selbstbild zu entwickeln, dass Sie sich sicherer fühlen lässt.

Erlernen Sie neue Fähigkeiten oder fordern Sie sich in Bereichen heraus, die Sie als unsicher empfinden, um Ihre Kompetenzen und Ihr Selbstvertrauen zu steigern. Auch die Umgebung, in der Sie sich aufhalten, hat einen großen Einfluss auf Ihr Selbstvertrauen. Umgeben Sie sich daher mit unterstützenden Menschen und minimieren Sie negative Einflüsse. Menschen, von denen wir Bestärkung und Unterstützung erfahren, helfen uns dabei, sicherer zu kommunizieren.

Setzen Sie sich kleine Ziele, um Tag für Tag an Ihrer Selbstsicherheit und Ihrer sicheren Kommunikation zu arbeiten. Denken Sie daran: Allein das Austauschen einzelner Worte kann dabei schon helfen.

18

»Das haben wir schon immer so gemacht!« Killerphrasen

In einem großen Bürogebäude in der Stadt arbeiten Alex und Marie seit Jahren eng zusammen. Sie sind Teil des Teams, das für die Entwicklung neuer Produkte verantwortlich ist. Alex ist schon seit über einem Jahrzehnt im Unternehmen tätig, während Marie erst vor wenigen Monaten dazugestoßen ist. Alex bringt viel Erfahrung in das Team, wofür er sehr geschätzt wird. Marie bringt frischen Wind in die Meetings und bereichert mit einer Menge Ideen.

An einem regnerischen Montagmorgen sitzen Alex und Marie in ihrem Büro, um Ideen für ein neues Produkt zu diskutieren.

»Ich denke, es wäre eine gute Idee, unser Produktdesign zu überarbeiten. Es könnte unserer Marke einen frischen Look verleihen«, sagt Marie zu Alex.

Dieser guckt nur skeptisch und runzelt die Stirn: »Hm, das Design haben wir schon ewig und kommt sehr gut an. Es hat sich bewährt und unsere Kundinnen und Kunden sind zufrieden damit. Außerdem wäre ein neues Design unnötig teuer.«

Marie lässt nicht locker: »Ja, aber wir könnten mit einem neuen Design eine ganz neue und vor allem jüngere Zielgruppe ansprechen.«

»Das mag sein«, lenkt Alex ein, »aber wir haben eine feste Zielgruppe, die sich an unser aktuelles Design gewöhnt hat. Außerdem ist das nicht so einfach, wie du dir das vorstellst. Warum sollten wir etwas ändern, das funktioniert?«

Marie hört aufmerksam zu, nickt und fährt fort: »Weil sich der Markt weiterentwickelt und wir mit der Zeit gehen müssen. Die Konkurrenz bringt ständig neue Produkte mit ansprechenden Designs heraus und wir sollten nicht zurückbleiben.«

Alex bleibt bei seinem Standpunkt: »Aber das Risiko ist zu groß. Was ist, wenn das neue Design unsere bestehenden Kundinnen und Kunden abschreckt? Ich denke, dass ich mehr Erfahrung habe als du.«

Alex nutzt sogenannte Killerphrasen, um seine Argumente zu untermauern. Killerphrasen sind Sätze, die eine negative, demotivierende oder abwertende Wirkung haben können. Sie werden unbewusst oder sogar absichtlich eingesetzt, um Macht auszuüben oder eigene Bedürfnisse durchzusetzen. Sie können dazu führen, dass andere Personen sprachlos werden, sich in ihrem Selbstvertrauen untergraben fühlen und kein Argument entgegenzusetzen haben. Killerphrasen sind »Totschlagargumente«. Bei dieser Art von Argumenten handelt es sich häufig um leere Phrasen, die keine Substanz haben. Es gibt sechs Arten von Killerphrasen:

- Beharrungs-Killerphrasen
- Autoritäts-Killerphrasen
- Besserwisser-Killerphrasen
- Bedenkenträger-Killerphrasen
- Vertagungs-Killerphrasen
- Angriffs-Killerphrasen

Alex aus unserem Beispiel hat unter anderem auf die sogenannten Beharrungs-Killerphrasen zurückgegriffen. Diese kommen häufig zum Einsatz, wenn es um Veränderungen geht. Wie der Name bereits sagt, beharren die Menschen, die diese Killerphrase anwenden, auf ihrem Argument. Menschen wie Alex ist es wichtig, dass alles so bleibt, wie es ist. Hierbei geht es häufig nicht darum, Veränderungen zu torpedieren. Vielmehr geht es diesen Menschen um Sicherheit. Wenn alles so bleibt, wie es ist, läuft auch niemand Gefahr, einen Fehler zu machen. Typische Sprachmuster bei **Beharrungs-Killerphrasen** sind z. B.:

- »Das haben wir schon immer so gemacht.«
- »So etwas haben wir noch nie so erledigt.«
- »Bislang lief es doch auch ohne XY super.«
- »Wir haben doch gar keinen Anlass, das zu ändern.«
- »Wir sind bisher auch hervorragend ohne XY ausgekommen.«
- »Ich glaube nicht, dass wir das brauchen.«

Neben den Beharrungs-Killerphrasen gibt es noch die Autoritäts-Killerphrasen. Auch diese kommen bei der Argumentation von Alex zum Einsatz. Autoritäts-Killerphrasen werden von Personen verwendet, die eine autoritäre oder scheinbar autoritäre Rolle ausüben möchten. Hierbei handelt es sich häufig um eine Machtdemonstration. Es geht gezielt darum, im Gespräch eine Hierarchie darzustellen und die (scheinbare) Überlegenheit zu zeigen. Die andere Person soll eingeschüchtert oder sogar unterdrückt werden. Häufig werden diese Killerphrasen von Menschen verwendet, die sehr unsicher sind und ein starkes Minderwertigkeitsgefühl verspüren. Typische Sprachmuster bei **Autoritäts-Killerphrasen** sind z. B.:

- »Sie können die Situation überhaupt nicht beurteilen.«
- »Was in dieser Situation das Beste ist, entscheide immer noch ich.«
- »Sie haben doch gar keine Ahnung, worum es hier geht.«
- »Glauben Sie nicht, dass ich Besseres zu tun habe?«
- »Wenn Sie wirklich so viel Ahnung hätten, wären Sie in meiner Position.«

Die dritte Form von Killerphrasen sind die Besserwisser-Killerphrasen. Diese werden vor allem von häufig selbst ernannten Expertinnen und Experten verwendet. Diese Personen überschätzen oft ihre eigene Intelligenz und haben zu allen Fachbereichen eine Meinung, die sie selbst für sehr wichtig einstufen. Menschen, die dem Dunning-Kruger-Effekt unterliegen, nutzen häufig diese Killerphrasen (siehe Kapitel 2). Sie haben keine Scheu, andere Menschen zu korrigieren oder zu belehren. Alex aus unserem Beispiel nutzt diese Killerphrase ebenfalls, um Marie zu zeigen, dass er wesentlich erfahrener ist als sie.

Teilweise macht es den Anschein, als würden Menschen, die diese Besserwisser-Killerphrasen verwenden, in die Zukunft sehen können oder in allen möglichen Bereichen bereits Erfahrungen gesammelt haben. Häufig handelt es sich um Monologe, die niemals zu enden scheinen. Typische Sprachmuster bei **Besserwisser-Killerphrasen** sind z. B.:

- »Das ist nicht so einfach, wie Sie sich das vorstellen.«
- »Ich weiß jetzt schon, wie das enden wird.«
- »Du musst noch sehr viel lernen.«
- »Jeder weiß, wie das geht.«
- »Das wird nicht klappen. Sagt später nicht, dass ich euch nicht gewarnt habe.«
- »Das müsste man alles ganz anders angehen.«

Die Beharrungs-Killerphrasen haben übrigens noch einen kleinen Bruder – die Bedenkenträger-Killerphrasen. Auch hier spielt die Angst vor Veränderungen eine Rolle. Sie ist zwar nicht ganz so stark ausgeprägt wie bei den Beharrungs-Killerphrasen, doch wird immer etwas gefunden, was dagegensprechen könnte. Das berühmte Haar in der Suppe wird bei jeder Idee und jedem Ansatz entdeckt. Diese Menschen treten eher zögerlich und zurückhaltend auf. Sie zweifeln leise und sind nie so richtig begeistert. Die beiden Klassiker sind die Argumente »zu teuer« und »zu zeitaufwendig«. Daran bedient sich auch Alex. Die Bedenkenträger-Killerphrasen vermitteln oft, dass es doch viel besser wäre, wenn man weiß, was einen erwartet. Typische Sprachmuster bei **Bedenkenträger-Killerphrasen** sind z. B.:

- »Daran sind schon ganz andere Menschen gescheitert.«
- »Wie soll das bloß werden?«
- »Meint ihr nicht, dass das eine Nummer zu groß für uns ist?«
- »Wenn das gehen würde, hätte das schon längst jemand gemacht.«
- »Das ist doch total unrealistisch.«
- »Das wird zeitlich viel zu knapp.«
- »Das ist doch auch viel zu teuer.«
- »Das werden wir mit unserem kleinen Team gar nicht schaffen.«

Dann gibt es noch die Vertagungs-Killerphrasen. Hier werden Entscheidungen oder Aufgaben immer wieder vertagt oder auf die lange Bank geschoben. Oftmals lautet hier das Motto: »Wenn ich nichts mache, mache ich auch keinen Fehler.« Denn die Angst vor Fehlern oder Fehlentscheidungen ist hier sehr stark ausgeprägt. Zudem wird häufig vermieden, Verantwortung zu übernehmen. Manchmal geht es auch schlichtweg darum, dass die Personen keine Lust haben, sich mit bestimmten Themen auseinanderzusetzen. Manche Menschen nutzen Vertagungs-Killerphrasen, um schnell aus Situationen rauszukommen, damit sie sich nicht weiter mit diesen Themen beschäftigen müssen. Typische Sprachmuster bei **Vertagungs-Killerphrasen** sind z. B.:

- »Das passt jetzt nicht so rein.«
- »Das sollten wir später klären.«
- »Beim nächsten Mal können wir das vielleicht besprechen.«
- »Ich möchte jetzt ungern die Diskussion bremsen, aber …«

Zu guter Letzt gibt es noch die Angriffs-Killerphrasen. Diese sind ein Paradebeispiel für eine Killerphrase. Hierbei werden andere Menschen bloßgestellt und sehr abschätzig behandelt. In dieser Kategorie werden andere Personen persönlich angegriffen und teilweise vor anderen lächerlich gemacht. Es geht dabei meistens gar nicht um die Sache, über die gesprochen wird. Typische Sprachmuster bei **Angriffs-Killerphrasen** sind z. B.:

- »Erst denken, dann sprechen.«
- »Das ist ja mal wieder typisch Frau.«
- »Wäre Ihr Gehirn nicht angewachsen, würden Sie das auch noch vergessen.«
- »Was können Sie eigentlich?«
- »Mein Gott, Sie stellen sich aber auch an.«
- »Wie kann man so am Leben vorbeilaufen?«
- »Denken Sie mal nach, auch wenn es schwerfällt.«

Killerphrasen werden in der Kommunikation aus verschiedenen Gründen verwendet. Oftmals sind sie das Ergebnis von Emotionen, wie Frustration, Ärger oder Unsicherheit. Manche Menschen setzen Killerphrasen bewusst ein, um Macht auszuüben oder ihre eigene Überlegenheit zu betonen. Sie können auch als Reaktion auf Konflikte oder Missverständnisse entstehen, wenn sich Personen nicht in der Lage fühlen, sich auf konstruktive Weise auszudrücken. Darüber hinaus können Killerphrasen das Ergebnis von festgefahrenen Denkmustern oder einer starken Verbundenheit mit Gewohnheiten sein. In manchen Fällen werden sie auch verwendet, um die Autorität oder das Ansehen anderer zu untergraben.

Unabhängig von den Motiven können Killerphrasen die Kommunikation beeinträchtigen und das Vertrauen zwischen den Beteiligten schwächen. Häufig werden sie zum Selbstschutz angewandt, weil sich Menschen nicht anders zu helfen wissen.

Die Verwendung von Killerphrasen kann schwerwiegende und vielfältige Auswirkungen haben. Insbesondere zwischenmenschliche Beziehungen und das allgemeine Wohlbefinden leiden darunter. Sie können zu einem starken Anstieg von Stress, Angst und Unwohlsein führen. Menschen fühlen sich verletzt, gedemütigt oder entmutigt, was das Selbstwertgefühl und das Selbstvertrauen erheblich beeinträchtigt. Wiederholte Angriffe durch Killerphrasen verschlechtern die mentale und emotionale Gesundheit. Daher ist es von entscheidender Bedeutung, respektvolle, unterstützende und konstruktive Kommunikationsmethoden zu fördern, um die negativen Auswirkungen von Killerphrasen zu vermeiden und ein gesundes soziales Umfeld zu schaffen.

Wortmedizin

Um Ihre Gesundheit und Ihr Selbstwertgefühl zu schützen, müssen Sie lernen, mit Killerphrasen umzugehen. Wenn der Körper mit Stresshormonen überflutet wird, kommt es schneller zu Sprachlosigkeit, denn unser Gehirn ist nicht mehr in der Lage, einen klaren Gedanken zu fassen. Viele Menschen fühlen sich in Stresssituationen extrem angespannt. Nicht nur die Psyche, auch die Muskeln können diese Anspannung widerspiegeln, z. B. in Form von Verspannungen.

Souveräne Kontermöglichkeiten für jeden Killerphrasen-Typ:

Autoritäts-Killerphrase: »Sie können die Situation nicht beurteilen.«
Konter: »Was bringt Sie zu der Annahme, dass ich die Situation nicht beurteilen kann?«

Beharrungs-Killerphrase: »Das haben wir schon immer so gemacht.«
Konter: »Was hindert uns daran, etwas Neues auszuprobieren?«

Vertagungs-Killerphrase: »Das können wir eventuell beim nächsten Mal besprechen.«
Konter: »Wovon ist abhängig, dass wir es beim nächsten Mal besprechen?«

Besserwisser-Killerphrase: »Das ist nicht so einfach, wie Sie sich das vorstellen.«
Konter: »Mit welchen Herausforderungen rechnen Sie konkret?«

Bedenkenträger-Killerphrase: »Damit sind schon ganz andere gescheitert.«
Konter: »Ich könnte mir vorstellen, dass wir die Idee folgendermaßen umsetzen können …«

Angriffs-Killerphrase: »Erst denken, dann sprechen.«
Konter: »Ich möchte nicht, dass Sie so mit mir sprechen.«

Rückfragen können dazu dienen, das Gespräch wieder auf eine sachliche Ebene zu bringen. In manchen Fällen kann es auch sein, dass sich Ihr Gegenüber angegriffen fühlt und den Eindruck hat, sich rechtfertigen zu müssen. Achten Sie daher auf die Art und Weise, wie Sie Ihre Fragen stellen und verbalisieren.

In mancher Literatur wird empfohlen, zum bewussten Gegenangriff überzugehen, wovon ich an dieser Stelle abraten möchte. Gegenangriffe führen zu einem verbalen Kräftemessen, was weder konstruktiv noch gesund ist. Alternativ können Sie die Killerphrasen aufdecken oder entlarven:

- »Da nutzen Sie ein ziemliches Totschlagargument.«
- »Ich empfinde dieses Argument als nicht sehr sachlich.«
- »Sie bedienen sich eines klassischen Klischees, das schon überholt ist. Wir sollten lieber konstruktiv bleiben.«
- »Ich distanziere mich von dem Argument, zu wenig Ahnung zu haben.«
- »Ich denke, wir sollten zum eigentlichen Thema zurückkehren.«

Was Sie ebenfalls tun können, um Killerphrasen zu entkräften, ist, echte Argumente zu nennen. Bauen Sie Ihre Aussagen auf Fakten auf. Bleiben Sie sachlich. Verweisen Sie auf Quellen, Daten und Fakten. Hierbei können Sie auch Zusammenhänge erläutern, ohne belehrend zu wirken.

Zu guter Letzt können Sie Ihr Gegenüber um eine Stellungnahme bitten. Dabei ist es wichtig, dass Sie sich ernsthaft bemühen, die Beweggründe der anderen Person nachzuvollziehen. Sie können durch Fragen oder respektvolle Aufforderung um diese Stellungnahme bitten.

- »Ich kann Ihre Bedenken noch nicht ganz nachvollziehen. Bitte erklären Sie mir etwas genauer, was Sie befürchten.«

- »Was wäre Ihr Gegenvorschlag?«
- »Bitte schlagen Sie mir eine alternative Lösung vor.«
- »Was sind Ihre größten Bedenken?«

Wenn Sie sich respektlos behandelt fühlen, wie es bei den Angriffs-Killerphrasen der Fall ist, sollten Sie sich ganz klar abgrenzen:

- »Ich erwarte, dass wir respektvoll miteinander umgehen.«
- »Es ist nicht in Ordnung, wie Sie mit mir sprechen. Ich wünsche mir, dass wir auf einer respektvollen Ebene kommunizieren.«
- »Ich kann verstehen, dass du frustriert bist, und gleichzeitig ist es nicht in Ordnung, so mit mir zu sprechen.«
- »Ich bin bereit, konstruktiv über das Problem zu sprechen. Diese Rahmenbedingungen sind für mich gerade nicht gegeben.«
- »Ich denke, wir können dieses Gespräch effektiver und respektvoller führen.«

Killerphrasen-Trainingslager

Anhand der folgenden Sätze können Sie sich Kontermöglichkeiten überlegen. Es gibt keine einzig richtige Lösung. Sie können mit Sätzen und/oder Fragen auf die Killerphrasen eingehen.

1. »Woher wollen Sie wissen, dass das klappen wird?«
2. »Lassen Sie uns dieses Thema irgendwann in Ruhe angehen.«
3. »Das wollen unsere Kundinnen und Kunden so nicht haben.«
4. »Das wird garantiert nicht funktionieren!«
5. »Das liegt nicht in Ihrem Kompetenzbereich!«

Toben Sie sich gern aus. Sie können auch zu einer Aussage mehrere Kontermöglichkeiten finden, wenn Sie möchten. Je häufiger Sie solche Situationen trainieren, desto besser wird Ihr Gehirn sein, in Stresssituationen geeignete Strategien parat zu haben.

Kontermöglichkeiten:

1. »Ich bin überzeugt von unserer Arbeit und unserem Produkt.«
2. »Wann genau wäre das?«
3. »Was macht Sie da so sicher?«
4. »Woran genau machen Sie das fest?«
5. »Was bringt Sie zu dieser Annahme?«

19

Mona – eine Frau voller Vielseitigkeit

Zyklusorientierte Kommunikation

Mona ist eine lebhafte und kommunikative Frau. Sie genießt es, mit anderen Menschen in Verbindung zu treten und ihre Gedanken und Gefühle auszudrücken. Manchmal kann sie allerdings auch richtig melancholisch sein und in ihre eigene Welt abtauchen. Sie bemerkt, dass sie ganz unterschiedliche Phasen durchläuft. Phasen, in denen sie sich fühlt, als könnte sie Bäume ausreißen, werden von Phasen abgelöst, in denen sie sich nur noch verkriechen möchte. Insbesondere im Kontakt mit anderen merkt sie diese Unterschiede sehr deutlich. In diesen Momenten denkt sie oft darüber nach, wer sie eigentlich ist und ob sie überhaupt authentisch ist. Denn ihre Gespräche und ihr Verhalten sind stetig anders. Sie kann es nicht genau in Worte fassen. Das verunsichert sie manchmal.

Manchmal fühlt sich Mona voller Energie und Tatendrang. Ihr Geist sprudelt vor Ideen und Kreativität. So wie an diesem sonnigen Morgen. Sie beschließt, an einem öffentlichen Kunstprojekt teilzunehmen und ihre Liebe zur Malerei mit anderen zu teilen. Mona spricht mit Leidenschaft über ihre Vision und motiviert die Menschen um sie herum, sich ebenfalls einzubringen. Ihre Worte fließen mühelos und sind voller Begeisterung und Ausdruckskraft. Der Pinsel tanzt nur so über die Leinwand und in den Pausen kommt sie leicht mit anderen Menschen, die an diesem Projekt teilnehmen, ins Gespräch. Sie hat das Gefühl, ganz bei sich selbst zu sein. Sie fühlt sich wohl und rundum zufrieden. »Wenn man dieses Gefühl nur konservieren könnte«, denkt sie sich.

Einige Tage später erreicht Monas Energie ihren Höhepunkt. Sie fühlt sich selbstbewusst und stark, bereit, die Welt zu erobern. An einem geselligen Abend mit Freunden ergreift Mona das Wort und erzählt von ihrer Teilnahme am Kunstprojekt. Sie merkt, dass sie durch ihre Erzählung begeistern kann. Sie umschreibt ihr Bild lebendig und mitreißend. Mona genießt es, in diesem Moment das Zentrum der Aufmerksamkeit zu sein und ihre Geschichten mit Leichtigkeit zu teilen.

Ein paar Tage später kommt Mona der gesellige Abend mit Freunden, den sie erst letzte Woche genossen hatte, irreal vor. Mona ist plötzlich empfindsamer und nachdenklicher. »Irgendetwas stimmt wohl nicht mit mir«, denkt sie. An diesem regnerischen Nachmittag sitzt sie mit ihrer besten Freundin Kathy in einem Café. Mona spürt, dass ihre Freundin sich niedergeschlagen fühlt, und beginnt, einfühlsam zuzuhören. Sie nimmt sich Zeit, ihre Worte sorgfältig zu wählen, und versucht, die richtigen Fragen zu stellen, um ihre Freundin besser zu verstehen. Ihre Kommunikation ist warmherzig und unterstützend und Mona kann mitfühlend auf die Bedürfnisse ihrer Freundin eingehen. Sie hat plötzlich gar nicht mehr das Bedürfnis, im Mittelpunkt zu stehen.

Seit dem Treffen mit Kathy sind wieder einige Tage vergangen. »Wie die Zeit rennt«, denkt sich Mona. Die letzten Tage will sie sich nur noch zurückziehen und widmet sich mehr ihrer eigenen inneren Welt. Von Kathy hat sie nun einige Tage nichts gehört. Sie spürt eine erhöhte Sensibilität und das Bedürfnis, sich Zeit für sich selbst zu nehmen. An einem ruhigen Abend in ihrer hellen Wohnung setzt sich Mona an ihren Schreibtisch und beginnt, ihr Tagebuch aufzuschlagen und einfach draufloszuschreiben.

Monas Kommunikation wird unbewusst von ihrem Zyklus auf vielfältige Weise beeinflusst. Jede Phase bringt ihre eigenen Vor- und Nachteile mit sich. Manche Frauen sind sich ihres Zyklus sehr bewusst, andere weniger.

Der weibliche Zyklus hat großen Einfluss auf die Kommunikation. Hormonelle und emotionale Veränderungen beeinflussen sowohl innere als auch äußere Dialoge. Während des Menstruationszyklus durchläuft eine Frau verschiedene Phasen, die von hormonellen Schwankungen begleitet werden. Diese Schwankungen können sich auf ihre Stimmung, ihr Energieniveau und ihre Wahrnehmung der Welt um sie herum auswirken, was sich wiederum in der Kommunikation bemerkbar macht.

Rachel Zsido und Julia Sacher vom Universitätsklinikum Leipzig fanden in ihrer Studie heraus, dass mit dem hormonellen Zyklus auch ein Zyklus im Gehirn stattfindet, der quasi für Umbaumaßnahmen sorgt. Das bedeutet, dass sich das Lern- und Gedächtniszentrum im Gehirn mit dem weiblichen Zyklus verändert, wodurch sich auch Gefühle, Empathie und Selbstwahrnehmung ändern.[1]

Mit dem Anstieg des Östrogens und des follikelstimulierenden Hormons in der präovulatorischen Phase (die sogenannte erste Zyklushälfte, die Zeit vor dem Eisprung) steigen auch die Energie und das Verlangen nach sozialer Interaktion. Frauen sind in dieser Phase offener, gesprächiger und kreativer. Sie haben möglicherweise ein erhöhtes Bedürfnis, ihre Ideen und Meinungen auszudrücken und sich mit anderen Menschen auszutauschen. Mona hat in dieser Phase an einem öffentlichen Kunstprojekt teilgenommen.

Während der Ovulations- oder Eisprungphase, wenn der Hormonspiegel auf seinem Höhepunkt ist, fühlen Frauen sich besonders energiegeladen und selbstbewusst und kommunizieren entsprechend offen und expressiv. Sie können ihre Bedürfnisse und Wünsche besonders klar ausdrücken und sich selbstsicher in Gesprächen einbringen. In dieser Phase hat Mona sich am Abend mit ihren Freunden getroffen. Frauen in der Ovulationsphase fällt es deutlich leichter, in Debatten bei ihrem Standpunkt zu bleiben, zu verhandeln, Entscheidungen zu treffen und für sich einzustehen. Die Ovulationsphase bietet sich perfekt an, um Vorstellungsgespräche zu führen oder das Gehalt neu zu verhandeln.

In der lutealen Phase, die auf den Eisprung folgt, neigen Frauen zu einer größeren emotionalen Empfindlichkeit und einer verstärkten Wahrnehmung ihrer Umgebung. Dadurch sind sie einfühlsamer und aufmerksamer in ihrer Kommunikation. Sie haben oft ein erhöhtes Bedürfnis nach Unterstützung und Verständnis und gehen gut auf die emotionalen Bedürfnisse anderer ein. Davon profitiert Kathy, als sie sich mit ihrer Freundin Mona trifft.

Während der Menstruationsphase, wenn der Hormonspiegel niedrig ist, neigen Frauen dazu, sich zurückzuziehen und introvertierter zu sein. Sie können eine erhöhte Empfindlichkeit und eine größere Konzentration auf ihre eigenen Bedürfnisse und Gefühle haben. In dieser Phase ist die Kommunikation meist eher ruhig, reflektierend und selbstbezogen. Mona nutzt die Zeit, um sich mit einem Tee an den Schreibtisch zu setzen und in ihrem Tagebuch zu schreiben. Gespräche mit anderen Menschen werden in dieser Phase häufig als emotional anstrengend wahrgenommen. Zudem merken einige Frauen, dass ihnen nach einem Arbeitstag die mentalen Kapazitäten fehlen, um sich anschließend noch mit Freunden zu treffen.

Insbesondere in der zweiten Zyklushälfte, wenn der Progesteronwert auf dem Höhepunkt ist, spüren viele Frauen Anspannungen und Stimmungsschwankungen. Zudem neigt das Gehirn dazu, Negatives mehr wahrzunehmen. So werden beispielsweise aufwühlende Ereignisse besser wahrgenommen und eingeprägt.[2]

Es ist wichtig zu beachten, dass die Auswirkungen des weiblichen Zyklus auf die Kommunikation individuell unterschiedlich sein können. Nicht alle Frauen oder menstruierenden Personen erleben die gleichen Symptome oder haben die gleiche Sensibilität für ihre Zyklen. Einige Frauen sind sich ihrer zyklusbedingten Veränderungen bewusster als andere. Zudem gibt es auch charakterliche Unterschiede. Manche Frauen sind von Natur aus eher introvertierter und andere wesentlich extravertierter. Diese Unterschiede zeigen sich natürlich auch im Zyklus.

Wortmedizin

Die bewusste Wahrnehmung der Auswirkungen des weiblichen Zyklus auf die Kommunikation kann Ihnen helfen, besser auf Ihre eigenen Bedürfnisse einzugehen und Ihre Kommunikation oder Gesprächstermine entsprechend anzupassen. So werden zusätzlicher Stress, Erschöpfung oder Überlastung reduziert. Versuchen Sie, zyklusorientierter zu leben und auch in Ihrer Beziehung transparent darüber zu sprechen.

In der Menstruationsphase fühlen Sie sich eventuell weniger selbstbewusst und brauchen mehr Bestätigung und Anerkennung. Zudem kann es sein, dass Ihr Bedürfnis nach Kommunikation und Interaktion mit anderen weniger stark ausgeprägt ist. Viele Frauen haben eher das Bedürfnis nach Rückzug, Wärme und Ruhe. Legen Sie in diese Phase – wenn möglich – keine oder nur wenige Termine, Verhandlungen oder Meetings. In der Menstruationsphase fällt es Frauen etwas schwerer, ihren Standpunkt zu vertreten und sich durchzusetzen. Gehen Sie viel an die frische Luft, meditieren Sie und setzen Sie bewusst Grenzen. Auch, wenn das manchmal echt herausfordernd sein kann.

Tipps für die Menstruationsphase

* liebevolle, innere Dialoge
* wenig Meetings
* Selbstwertschätzung
* bewusste Auszeiten
* Journaling
* Spaziergänge
* Gespräche mit Menschen, die Ihnen guttun

In der Follikelphase spüren Frauen wesentlich mehr Klarheit in Gesprächen. Hier trauen sie sich, viel mehr schwierige Aufgaben zu lösen und unter Druck zu agieren. In dieser Phase wird es Ihnen leichterfallen, selbstbewusst Gespräche zu führen, klar und sachlich zu argumentieren und mutig zu verhandeln. Nutzen Sie diese Phase für Entscheidungen und herausfordernde Gespräche, schreiben Sie Ideen auf, leben Sie Ihre Kreativität aus, entwickeln Sie Visionen, treffen Sie sich mit anderen Menschen und erweitern Sie neugierig das eigene Wissen.

Tipps für die Follikelphase

* wichtige Termine in diese Zeit legen
* Zeit für Entscheidungen
* Menschen kennenlernen
* herausfordernde Gespräche führen
* aktiv werden, z. B. Sport treiben

Während des Eisprungs sind Frauen in ihrer vollen Kraft. Sie haben wieder mehr Lust auf soziale Kontakte und erreichen ihren Energiehöhepunkt. Viele Frauen blühen auf in Meetings, bei Vorträgen oder in Debatten. Diese Phase kann sehr gut für Verhandlungen, Vorstellungsgespräche, Gehaltsgespräche oder Ähnliches genutzt werden. In dieser Phase trauen Sie sich viel mehr zu und haben den Eindruck, wesentlich resilienter zu sein. Ihnen gelingt es, überzeugend aufzutreten und andere zu begeistern. Diese Phase kann gut genutzt werden, um Pflichtaufgaben abzuarbeiten, zu netzwerken, Neues auszuprobieren und in die Umsetzung von Ideen zu kommen.

Tipps für den Eisprung

- Netzwerkveranstaltungen
- Treffen mit Freundinnen und Freunden
- Gehaltsverhandlungen
- Vorstellungsgespräche
- Feedbackgespräche
- Vorträge halten
- Ideen umsetzen

In der Lutealphase sinkt die Energie. Viele Frauen haben in dieser Phase das Bedürfnis, sich zurückzuziehen. Sie nutzen die Lutealphase häufig, um sich zu ordnen und Dinge zu planen. In Meetings wird dann beispielsweise gesteigerten Wert darauf gelegt, sich an die Agenda zu halten oder das weitere Vorgehen zu planen. Gespräche werden nicht so gern geführt und wenn sie geführt werden, dann häufig sehr strukturiert. Nutzen Sie diese Phase, um sich zu reflektieren. Viele Frauen nehmen sich in dieser Phase Feedback sehr zu Herzen. Zudem fällt es ihnen wesentlich schwerer, Entscheidungen zu treffen. Generell neigen Frauen in dieser Phase dazu, emotionaler und gereizter zu reagieren. Sie sind schneller genervt und weniger gelassen. Es kann sein, dass Sie wesentlich kritischer sich selbst gegenüber sind oder dass Sie schneller weinen. In dieser Phase kann es von großer Bedeutung sein, Hilfe anzunehmen, häufiger Nein zu sagen und sich selbst zu reflektieren.

Tipps für die Lutealphase

- aufräumen
- Journaling
- Strukturierung und Planung
- Hilfe annehmen
- Nein sagen

Bei der zyklusorientierten Kommunikation gibt es, wie so oft, kein Patentrezept. Es lohnt sich, die verschiedenen Phasen für sich zu reflektieren, um zu schauen, welche Bedürfnisse besonders ausgeprägt sind. Übermäßiger Stress in Form von ungesunder Kommunikation kann sich auf den Menstruationszyklus auswirken. Einer der häufigsten Effekte ist ein unregelmäßiger Zyklus, verursacht durch Schwankungen im Hormonspiegel. In einigen Fällen kann übermäßiger Stress sogar dazu führen, dass die Menstruation vorübergehend ausbleibt, insbesondere, wenn der Stress chronisch ist.

Neben diesen physischen Auswirkungen verursacht Stress auch prämenstruelle Symptome, wie Stimmungsschwankungen, Reizbarkeit und Müdigkeit. Langfristig kann chronischer Stress durch ungesunde Kommunikation zu hormonellem Ungleichgewicht führen. Achten Sie daher auf die Signale Ihres Körpers, um das zu vermeiden!

20

Wenn Worte zu Waffen werden
Kränkung und sprachliche Gewalt

Es ist ein lauer Sommerabend. Monika sitzt mit ihren Freundinnen Petra und Birgit auf der Terrasse. Sie genießen die letzten Sonnenstrahlen des warmen Sommertages und trinken Weißwein.

Petra hat es in den letzten Monaten nicht leicht gehabt. Nach 25 Ehejahren hat sie sich von Uwe getrennt. »Es konnte so einfach nicht weitergehen«, erzählt Petra. Birgit hört aufmerksam zu und schaut mitfühlend in die Runde. Monika nickt verständnisvoll.

»Ihr wisst ja selbst, wie das ist, der Alltag verändert sich, wenn die Kinder aus dem Haus sind, und auch unsere Ehe hat sich verändert.« Petra macht eine kurze Pause, um noch einmal in die Schüssel mit den Crackern zu greifen. »Früher haben wir uns wenigstens noch über die Kinder ausgetauscht, und jetzt? Jetzt haben wir kaum noch gemeinsame Themen, über die wir uns unterhalten können. Früher hatten wir richtig tiefgründige Gespräche bei unseren Spaziergängen durch den Wald. Heute unterhalten wir uns nur noch darüber, wer den nächsten Einkauf übernimmt und was nicht vergessen werden darf. Ich vermisse diesen Tiefgang. Wir haben nur noch nebeneinanderher gelebt.«

»Das stelle ich mir auch wahnsinnig belastend vor«, sagt Birgit daraufhin und greift ebenfalls in die Crackerschüssel. Monika

nimmt einen Schluck Wein und seufzt: »Angelika und Thorsten aus dem Sportverein haben sich auch getrennt!«

»Ist nicht wahr?!«, staunt Birgit. »Ich dachte immer, dass die beiden ein perfektes Paar sind – sportlich, kreativ und zwei clevere Söhne«, sagt sie ungläubig.

»Dann sind wir ja wenigstens nicht die Einzigen«, erwidert Petra fast ein wenig erleichtert. »Lasst uns aber nicht weiter über Trennungen sprechen. Birgit, wie gefällt dir der neue Pilates-Kurs?«, wechselt Petra das Thema. Birgit wirkt beinahe dankbar, dass sie nun endlich auf den Pilates-Kurs zu sprechen kommen.

»Ach, ich sag's euch, das tut mir so gut. Die Pilates-Lehrerin ist spitze und hat eine fantastische Figur mit ihren sechzig Jahren. Meine Friseurin hat mich sogar schon darauf angesprochen, dass ich richtig frisch aussehe. Das liegt bestimmt am Pilates«, grinst Birgit.

»Mir ist auch schon aufgefallen, dass irgendetwas an deiner Figur anders ist. Du siehst echt toll aus!«, bestätigt Petra.

Nur Monika hält sich etwas zurück. Sie nippt an ihrem Wein und presst sich ein Lächeln auf die Lippen. Monika kann sich nicht so für Pilates erwärmen. Nachdem Birgit ihr in einem Telefonat begeistert davon erzählte, probierte sie ein Home-Work-out aus, das sie im Internet gefunden hatte. Nach ein paar Minuten klappte sie frustriert ihren Laptop zu und verstaute die Matte wieder in die letzte Ecke des Raumes. Seit einiger Zeit schon fühlt sich Monika gar nicht wohl, wenn sie in den Spiegel blickt. »Scheißwechseljahre!«, denkt Monika dann und versucht, ihre Figur zu ignorieren. »Petra war schon immer schlank und Birgit wird jetzt auch noch zur Sportkanone«, denkt sie, als sie plötzlich aus ihren Gedanken gerissen wird.

»Mensch Moni, Pilates würde dir doch auch mal ganz guttun«, grinst Petra, »man wird ja nicht jünger, da muss man richtig etwas für seine Figur tun. Nicht, dass wir bald die nächste Trennung haben.«

Puh, das hat gesessen. Monika schluckt. Sie spürt einen dicken, fetten Kloß in ihrem Hals. Birgit und Petra scherzen weiter herum. Monika verstummt. »Birgit nimmt dich sicherlich mal mit, oder, Birgit?« Birgit schaut auf und nickt begeistert: »Aber natürlich!«

Monika reagiert nicht. Sie kämpft innerlich mit den Tränen und versucht, sich nichts anmerken zu lassen. Die Worte der beiden haben sie sehr verletzt und zutiefst getroffen. Immer wieder denkt sie über die Worte und den Abend nach.

Monika fühlt sich gekränkt. Das Wort »Kränkung« könnte treffender nicht sein: Die Worte der beiden anderen haben sie krank gemacht, verletzt, vor den Kopf gestoßen, so richtig getroffen. Kränkungen sind eine Form der sprachlichen Gewalt. Bei einer Kränkung handelt es sich per Definition um die Verletzung von Gefühlen oder des Selbstwertgefühls einer Person. Nicht umsonst werden Kränkungen auch als »Ohrfeige für die Seele« bezeichnet. Die Empfindung von Kränkungen ist eine normale, menschliche Reaktion und ein Zeichen dafür, dass Menschen verletzbar und empfindsam sind.

Viele Untersuchungen zeigen, dass in solch kränkenden Situationen nicht nur Stresshormone ausgeschüttet werden, sondern auch das Gehirn auf diese Verletzungen reagiert.[1] Verschiedene Areale im Gehirn reagieren, wenn Menschen Schmerzen erleben, z. B. wenn sie sich den Finger an einer Rose verletzen. Das Gehirn reagiert genauso, wenn es sich bei dem Schmerzereignis nicht um einen körperlichen, sondern um einen psychisch-emotionalen Schmerz handelt. Für das Gehirn macht es keinen Unterschied, um welche Art von Schmerz es sich handelt.

Der menschliche Körper kann bei emotionalen und psychischen Belastungen heftigste Reaktionen zeigen. Ausgrenzungen, Mobbing, Liebeskummer, Trauer oder andere emotionale Stresssituationen fordern nicht nur die Psyche eines Menschen, sondern das gesamte körperliche System. Kummer und emotionaler Stress können sogar bis zum »Broken-Heart-Syndrom« führen. Die Symptome ähneln denen eines Herzinfarktes. Beim »Broken-Heart-Syndrom« kommt es zu einem plötzlichen Funktionsverlust des Herzens. Bei Frauen macht das »Broken-Heart-Syndrom« 6 Prozent der Notfälle aus.[2] Ebenfalls zeigen Untersuchungen, dass Menschen, die Ablehnung erfahren oder sich durch Worte verletzt fühlen, erhöhte Entzündungswerte im Blut aufweisen können.

Ein weiterer Beweis dafür, dass Worte verletzen können, liefert eine Studie der University of Kentucky in Lexington. Forschende fanden nämlich heraus, dass Schmerzmittel auch psychische Schmerzen lindern können, da sie in den gleichen Hirnarealen verarbeitet werden wie körperliche Schmerzen.[3] Wichtig: Das soll nicht dazu einladen, nach jedem schwierigen Gespräch Schmerztabletten zu sich zu nehmen, sondern vielmehr dazu ermutigen, einen guten Umgang mit Kränkungen zu finden.

Wenn gewaltige Kräfte auf den Körper einwirken, wie bei einem Unfall, suchen Menschen in der Regel sofort ein Krankenhaus auf und lassen sich unfallchirurgisch versorgen. Diese gewaltigen Kräfte gibt es nicht nur in physischer Form, sondern auch in sprachlicher. Bedeutende Forschungsarbeiten zu linguistischer Gewalt leistete Prof. Dr. Dr. Sybille Krämer, die insbesondere im Bereich der Sprachphilosophie forschte. Sie betont in ihrer Arbeit, dass Sprache positive und negative Gefühle wecken und übertragen kann. Zudem erwähnt Prof. Krämer, dass Worte verletzen und kränken können und damit die am weitesten verbreitete und am häufigsten eingesetzte Waffe sind.[4]

Linguistische Gewalt vs. verbale Gewalt

Linguistische Gewalt bezeichnet die Verwendung von Sprache, die auf subtile oder direkte Weise Diskriminierung, Unterdrückung oder Marginalisierung bestimmter Personen oder Gruppen fördert oder aufrechterhält. Diese Art von Gewalt kann auf verschiedenen Ebenen auftreten, sei es in persönlichen Beziehungen, am Arbeitsplatz, in der Politik oder in der Gesellschaft im Allgemeinen. Beispiel: »Frauen in der Politik sind eh nur dazu da, um die Quoten zu füllen.«

Verbale Gewalt bezieht sich hingegen auf den direkten Einsatz von Sprache, um eine andere Person zu verletzen oder zu schädigen. Dazu zählen: Beleidigungen, Beschimpfungen, Drohungen und Anschreien. Beispiel: »Du bist so ein Versager, das schaffst du nie!«

Die Übergänge zwischen linguistischer und verbaler Gewalt sind fließend. Beides sind Formen sprachlicher Gewalt.

Die Formen sprachlicher Gewalt und verbaler Verletzungen können sehr vielseitig sein. Hierzu gehören nicht nur abwertende Sprache in Form von Beleidigungen oder das Aussprechen von Drohungen, sondern auch Herabwürdigungen, Verspottung, Sarkasmus, passiv-aggressive Äußerungen oder Formen rassistischer, sexistischer oder homophober Sprache. Sprachliche Gewalt kann auf der anderen Seite auch sehr leise sein, z. B. durch Ignoranz und Ausgrenzung.

Viele Menschen machen bereits im Kindesalter Erfahrungen mit sprachlicher Gewalt. Das UN-Kinderhilfswerk UNICEF klärt darüber auf, dass auch Sätze wie: »Wenn du das jetzt nicht machst, dann …« oder »Ich zähle jetzt bis 3 und dann …« eine Form der Gewalt darstellen. Denn bei diesen Sätzen handelt es sich um Gewaltandrohungen. Dabei ist es nicht relevant, ob es im Anschluss des Satzes tatsächlich zu körperlicher Gewalt kommt.[5] Sprachliche Gewalt ist die häufigste Art der Misshandlung im Kindesalter.[6] Sie verletzt Kinder, führt zu enormem Stress und kann u. a. Konzentrations- und Lernschwierigkeiten zur Folge haben.

Solche Erfahrungen in der Kindheit haben z. B. ebenfalls einen Einfluss darauf, ob Rückenschmerzen im Erwachsenenalter chronisch werden. In Studien wurden Menschen untersucht, die traumatische Erfahrungen in ihrer Kindheit erleben mussten, darunter beispielsweise psychische Gewalterfahrungen. So wurde festgestellt, dass Erwachsene, die in der Kindheit diese Erfahrungen gemacht haben, ein 2,7-fach erhöhtes Risiko hatten, an chronischen Erkrankungen zu leiden.[7]

Sprachliche Gewalt und Kränkungen durch Worte können schwerwiegende psychische Auswirkungen auf die Betroffenen haben. Diese Erfahrungen können zu Traumata, sozialer Isolation oder dauerhaften emotionalen Belastungen führen. Zudem schwächen sie das Selbstwertgefühl und das Selbstvertrauen. Darüber hinaus leidet das Vertrauen in sämtlichen zwischenmenschlichen Beziehungen unter solchen Erfahrungen. Auch die körperlichen Auswirkungen können sich sehr vielfältig zeigen. Häufige Symptome sind Kopfschmerzen, Magenbeschwerden, Schlafstörungen oder andere psychosomatische Beschwerden.

Die Neurowissenschaftlerin Marijn Struiksma von der Universität Utrecht fand ebenfalls heraus, dass Menschen körperlich stark auf verbale Angriffe reagieren. Wenn sich Menschen durch Worte beleidigt und verletzt fühlen, steigt nicht nur der Puls und erhöht sich die Hautleitfähigkeit, auch die Hirnwellen verändern sich. Das sind eindeutige Anzeichen für Stress, Aufregung und Angst. Dabei war es übrigens egal, ob sich der Angriff gegen sie oder andere richtete. Das Gehirn reagiert sogar, wenn Fremde verbal angegriffen werden, und zeigt eine erhöhte Aufmerksamkeit. Der Körper gewöhnt sich auch nicht an diese Form der verbalen Gewalt. Auch wenn es in der Studie zu wiederholten Beleidigungen und Verletzungen kam, reagierte das Gehirn immer gleich. Der Effekt verblasst also nicht mit der Zeit.[8] Wichtig ist, die Erkenntnisse der Forschung ernst zu nehmen. Noch viel zu oft werden Menschen, die sich durch Worte verletzt fühlen, als zu sensibel oder zu empfindlich dargestellt.

Wortmedizin

Sich ganz und gar vor sprachlicher Gewalt und Kränkungen zu schützen, ist kaum möglich. Sie können allerdings lernen, gesünder damit umzugehen, und Strategien entwickeln, um solche Ereignisse gut zu verarbeiten.

Versuchen Sie, sich gar nicht erst in die Opferrolle zu begeben. Wenn Sie sich in einem Gespräch angegriffen oder verletzt fühlen, fragen Sie direkt aktiv nach, um eventuelle Missverständnisse aus dem Weg zu räumen. Hier kann die Frage: »Wie meinen Sie das?« bzw. »Wie meinst du das?« wahre Wunder wirken. Denn möglicherweise lag es gar nicht in der Absicht der anderen Person, Sie zu verletzen, und Sie haben die Botschaft ganz anders aufgenommen, als sie gedacht war. Zugegebenermaßen: Bei manchen Menschen ist es schwierig, das Gesagte nicht persönlich zu nehmen. Es gelingt nun einmal nicht jeder Person, sich wertfrei und respektvoll auszudrücken. Durch die Nachfrage geben Sie Ihrem Gegenüber die Chance, sich noch einmal zu erklären und das Anliegen mit anderen Worten zu verbalisieren.

Wenn Sie sich sicher sind, dass die Person Sie verletzen oder kränken wollte, sind drei Dinge sehr hilfreich: Grenzen setzen, direkte Kommunikation und Schlagfertigkeit. Dieser Dreiklang bietet einen optimalen Selbstschutz. Wichtig bei Angriffen ist es, so wenig Verletzungen wie möglich davonzutragen. Durch das Setzen von Grenzen, direkte Kommunikation und Schlagfertigkeit stehen Sie nicht hilflos da, sondern schützen aktiv Ihre Beziehung zu sich selbst. Menschen, die sich selbst nicht aus solchen Situationen befreien können, leiden häufig sehr darunter. Das schwächt wiederum das Selbstvertrauen. Ein erster Schritt ist, die eigenen Grenzen zu kennen und für sich selbst zu definieren. Wir alle haben eine Vielzahl verschiedener Grenzen:

Grenzen im Überblick

soziale Grenzen: Mit welchen Menschen möchten Sie Ihre Zeit verbringen? Wer tut Ihnen gut und wer nicht?

emotionale Grenzen: Wie nah darf Ihnen jemand emotional kommen? Hierzu zählt auch der Schutz vor belastenden Gefühlen und die Fähigkeit, Nein zu sagen.

mentale Grenzen: Hierbei geht es um den Schutz der eigenen mentalen Gesundheit und die Abgrenzung von Dingen, die Sie mental belasten.

körperliche Grenzen: Wie nah darf Ihnen jemand kommen?

zeitliche Grenzen: Wie managen Sie Ihre Zeit? Inwiefern schützen Sie sich vor Überlastung und setzen Prioritäten?

ethische Grenzen: Inwiefern handeln Sie nach Ihren eigenen Werten und ethischen Standards? Wie gelingt es Ihnen, sich von unethischen Verhaltensweisen abzugrenzen?

spirituelle Grenzen: Inwiefern leben Sie Ihre spirituelle Praxis aus und erfahren Respekt dafür? Hierbei geht es um den Schutz der eigenen Glaubenssysteme.

intellektuelle Grenzen: Inwiefern werden Ihre Meinungen, Ideen und Perspektiven von anderen respektiert? Können Sie gut für Ihre Gedanken einstehen? Können Sie auch Meinungen anderer respektieren?

Nutzen Sie die folgenden Beispiele als Inspiration, wie Sie Ihre Grenzen im Falle sprachlicher Gewalt direkt kommunizieren können:

- »Ich merke, dass ich nach unseren Treffen oft erschöpft bin. Ich brauche etwas Zeit für mich.« (Soziale Grenze)
- »Ich fühle mich gerade emotional überfordert und brauche etwas Zeit.« (Emotionale Grenze)
- »Diese Situation ist für mich mental anstrengend. Ich brauche einen Moment, um meine Gedanken zu sortieren.« (Mentale Grenze)
- »Bitte halte etwas Abstand.« (Körperliche Grenze)
- »Ich möchte mir Zeit nehmen, meine aktuellen Aufgaben zu bewältigen, bevor ich neue annehme.« (Zeitliche Grenze)
- »Ich fühle mich unwohl mit dieser Entscheidung, weil ich sie nicht mit meinen Werten vereinbaren kann.« (Ethische Grenze)
- »Ich möchte an das glauben, was mir wichtig ist. Bitte respektiere das.« (Spirituelle Grenze)

Monika aus unserem Beispiel hätte durchaus so etwas sagen können wie: »Mich treffen deine Worte gerade sehr« oder »Es verletzt mich, wenn du so über meinen Körper sprichst«.

Es ist vollkommen in Ordnung, wenn Ihnen solche Sätze in diesem Moment nicht über die Lippen gehen, weil Sie sprachlos, gekränkt oder überfordert in der Situation sind. In solchen Fällen können Sie durchaus ein paar Tage später den Dialog suchen.

Monika könnte auch ein paar Tage später das Gespräch mit ihren Freundinnen wieder aufgreifen und so etwas sagen wie: »Der Abend mit euch war richtig schön. Ich habe noch einmal darüber nachgedacht, was ihr bezüglich der Pilates-Stunden gesagt habt, und habe gemerkt, dass mich die Worte echt getroffen haben. Könnt ihr das nachvollziehen?«

Scheuen Sie sich nicht, Themen ein paar Tage nach dem Ereignis anzusprechen. Manchmal ist es sogar etwas besser, da eine klare Kommunikation dann ein wenig leichter ist als aus der Emotion heraus.

Auch schlagfertige Sätze können in solchen Situationen dienlich sein. Bitte beachten Sie, dass diverse Formen der Schlagfertigkeit nicht unbedingt zur Deeskalation der Situationen beitragen. Immerhin steckt in dem Begriff »Schlagfertigkeit« das Wort »Schlag«. Schlagfertigkeit dient als Ihre verbale Selbstverteidigung und so kann es, wie bei körperlicher Selbstverteidigung, auch hier zu Verletzungen kommen. Deshalb bitte ich Sie, diese Sätze eher als Rettungsweste im Notfall zu nutzen. Schlagfertigkeit hat viel mit Haltung zu tun, denn Sie vermitteln ganz klar, dass man so nicht mit Ihnen umgehen darf. Ein paar Beispiele zeige ich Ihnen natürlich trotzdem:

- »Das sagt hier gerade mehr über Sie als über mich aus.«
- »Für solche Gespräche stehe ich nicht zur Verfügung.«
- »Das klingt für mich nach einem persönlichen Problem. Möchten Sie darüber reden?«
- »Das ist interessant, dass gerade Sie das sagen.«
- »Oh, das war eine kreative Beleidigung. Hast du das extra geübt?«
- »Ich bin überrascht von deinen Worten. Ich dachte, wir könnten respektvoller miteinander umgehen.«
- »Vielen Dank für die kostenlose Beratung.«

* »Es war nicht meine Absicht, Ihnen den Eindruck zu vermitteln, dass dieser Umgang mit mir in Ordnung ist.«

Bitte gehen Sie sensibel mit solchen Sätzen um. Grundsätzlich gilt es, darauf zu achten, insbesondere in Situationen, in denen Sie sich verletzt fühlen, nicht aus dem Affekt zu reagieren. Wählen Sie eine Strategie, die zu Ihnen passt und mit der Sie sich wohlfühlen. Das ist in jeder Kommunikationssituation das A und O.

Es ist außerdem zu empfehlen, vorab zu reflektieren, was sich hinter dieser Kränkung verbirgt.

Eine Kränkung reflektieren

Diese Fragen können dabei behilflich sein, um eine Kränkung für sich zu reflektieren:

* Was genau verletzt mich gerade besonders?
* Was fühle ich gerade?
* Was genau ist der Grund für das Gefühl?
* Geht es gerade wirklich um die gesagten Worte oder um etwas anderes?
* Woher kenne ich dieses Gefühl?
* Was hätte ich in dieser Situation gebraucht?
* Was kann ich jetzt für mich tun?
* Wie kann ich zukünftig mit solchen Situationen umgehen?

Es ist wichtig, Kränkungen für sich selbst zu reflektieren. Denn nicht selten handelt es sich bei einer Kränkung entweder um einen verletzten Anteil aus der Vergangenheit, der wieder zum Vorschein kommt, oder um etwas, was wir uns selbst ohnehin vorwerfen. Aus Selbstvorwürfen werden häufig projizierte Fremdvorwürfe. Sind wir uns selbst bei einer Sache unsicher oder ärgern uns über etwas, das wir getan haben, nehmen wir Äußerungen von anderen oft als Kritik oder Vorwurf wahr, obwohl das Gegenüber es gar nicht so meinte. Dadurch laufen wir schnell Gefahr, einer anderen Person unrecht zu tun, indem wir uns »den Schuh anziehen«. Selbstreflexion ist in solchen Situationen sehr wichtig, um nicht Opfer äußerer Umstände oder anderer Menschen zu werden. Wenn Sie eigenverantwortlich handeln, können Sie sich selbst viel besser helfen, was wiederum die Selbstwirksamkeit stärkt. Wenn wir anderen Menschen die Schuld an etwas geben, löst das nie unser wahrhaftiges Problem. Selbstreflexion kann auch immer eine Art der Prävention sein, sodass sich solche Situationen nicht mehr so häufig wiederholen oder Sie gleich eine gute Strategie für sich parat haben. Wenn wir all das für uns geprüft haben, kann es trotzdem sein, dass wir zu der Erkenntnis kommen, dass die Worte einfach respektlos und gemein waren. Es gibt in der Kommunikation nicht für alles einen tiefen Grund. Manches ist einfach unfair. Hier kann Ihnen folgende Frage helfen: Würde ich so mit anderen Menschen umgehen? Wenn die Antwort hier ein klares Nein ist, sollten Sie für sich erst recht mehr Respekt einfordern. Versuchen Sie, nichts von anderen Menschen einzufordern, was Sie selbst nicht umsetzen.

Da Ihnen bereits bewusst ist, dass diese verbale Gewalt körperliche Auswirkungen haben kann, können Sie auch körperbezogene Bewältigungsstrategien nutzen. Hier empfehle ich:

- Meditationen und Atemübungen
- Gefühle in einem Journal aufschreiben
- kreative Ausdrucksformen, z. B. Musik oder Malen
- Spaziergang in der Natur
- Sport zum Stressabbau

* Selbstmitgefühl üben (hierzu gibt es viele geleitete Meditationen)
* Embodiment-Übungen, z. B. den Körper ausschütteln, summen, Arme schwingen

Ebenfalls ist es hilfreich, Kränkungen aktiv gegenzusteuern. Das können Sie beispielsweise durch liebevolle, innere Dialoge tun. Denn als wäre die Situation nicht schon schlimm genug, reagieren viele Menschen ähnlich wie Monika in unserem Beispiel – sie machen sich Selbstvorwürfe und maßregeln sich. Da fallen dann innere Sätze wie »Da muss ich drüberstehen«, »Ich bin zu empfindlich« oder »Das darf ich mir nicht zu Herzen nehmen«. Versuchen Sie, liebevoll zu sich selbst zu sein. Kinder, die sich verletzen und weinen, werden (hoffentlich) getröstet. Auch Erwachsene brauchen Trost. Spenden Sie sich Trost, indem Sie liebevoll zu sich selbst sind. Hier ein paar Inspirationen für Selbstmitgefühl:

* »Die Worte taten mir gerade weh. Es ist in Ordnung, dass ich traurig bin.«
* »Egal, was andere Menschen sagen, ich bin ein wertvoller Mensch.«
* »Ich habe es verdient, respektvoll behandelt zu werden.«
* »Als Zeichen meiner Wertschätzung mir selbst gegenüber mache ich jetzt etwas, das mir guttut.«
* »Diese Erfahrung verbuche ich als sehr hartes Resilienztraining.«
* »Ich bin liebevoll zu mir selbst.«
* »Ich befreie mich von den Meinungen anderer und mache mein Ding.«
* »Ich lasse diese negative Erfahrung jetzt los.«
* »Mir wird es immer besser und besser gelingen, meine Grenzen zu wahren.«

- »Ich erlaube mir, mich von der kommunikativen Inkompetenz anderer Menschen zu lösen.«
- »Ich wähle Frieden und Gelassenheit.«

Langfristig wird diese Einstellung Ihnen helfen, Ihr Selbstwertgefühl zu stärken. Denn je ausgeprägter Ihr Selbstwertgefühl ist, umso weniger fühlen Sie sich gekränkt. Für alle anderen Fälle können Sie sich gern aus diesem kunterbunten Erste-Hilfe-Köfferchen bedienen. Tun Sie in solchen Momenten das, was Ihnen guttut – was das ist, wissen Sie am besten. Denken Sie bitte daran: Niemand hat das Recht, Sie respektlos zu behandeln! Respekt ist Ihr Geburtsrecht!

Ich hoffe sehr, dass Sie durch die Wortmedizin Ihren inneren Apothekerschrank ordentlich auffüllen konnten. Prüfen Sie Ihre Medizin immer wieder auf Aktualität. Schauen Sie dafür, was zu Ihnen passt und womit Sie sich wohlfühlen. In regelmäßigen Abständen sollten Sie Ihre innere Apotheke aufräumen und aussortieren.

Ich wünsche mir, dass Ihnen die Wortmedizin zukünftig behilflich ist, Ihre Kommunikation gesünder zu gestalten, ungesunde Kommunikationsmuster zu durchbrechen und Ihr Leben etwas stressfreier zu gestalten. Ihre Psyche und Ihr Körper werden es Ihnen danken.

Wortmedizin: Hausapotheke

Hier finden Sie weitere kleine Formulierungshilfen, die sich in fast jedem alltäglichen Gespräch anwenden lassen. Wie immer gilt: Die Dosis macht das Gift. Achten Sie bitte darauf, dass Sie diese kleinen Gegenmaßnahmen gut dosieren.

»Auch wenn …«

- »Auch wenn du dich in Vorträgen sehr unsicher fühlst, erlebe ich dich als sehr souverän.«
- »Auch wenn du den Eindruck hast alles allein zu schaffen, bitte ich dich Unterstützung anzunehmen.«

Das Auch-Wenn-Sprachmuster in der Kommunikation bezieht sich auf die Fähigkeit, trotz unterschiedlicher Meinungen oder Standpunkte Verständnis und Empathie zu zeigen. Es beinhaltet die Anerkennung und Wertschätzung der Perspektive des anderen, auch wenn man selbst anderer Meinung ist oder eine andere Sichtweise hat. Zudem ermöglicht ›Auch wenn‹, zwei Punkte zu verbinden, die scheinbar gegensätzlich zu sein scheinen.

»Noch nicht«

- »Ich habe noch keine Lösung für mich gefunden.«
- »Ich weiß noch nicht, wie ich damit umgehen werde.«

Das »Noch-nicht-Sprachmuster« ermöglicht es uns, unser Potenzial zu erkennen und zeigt unsere Lernbereitschaft. Das Wörtchen »noch« nimmt zum einen den Druck und signalisiert, dass es in Ordnung ist, etwas noch nicht zu können oder zu wissen. Es erinnert uns daran, dass das Wichtigste nicht das perfekte Ergebnis ist, sondern der Mut, es immer wieder zu versuchen und unsere Fähigkeiten Schritt für Schritt zu verbessern. Anstatt also zukünftig zu sagen »Ich kann das nicht«, sagen Sie: »Ich kann das noch nicht«.

»Ich glaube Ihnen.«

»Ich verstehe, dass Sie sich so fühlen!« Dieser Satz klingt nett, oder? Er ist sicherlich auch sehr liebevoll und einfühlsam gemeint und trotzdem kann er dazu beitragen, dass Situationen plötzlich eskalieren oder sich hochschaukeln. Gerade in der Arbeit im Gesundheitswesen kam mir dann folgende Antwort häufig entgegen: »Sie können mich doch gar nicht verstehen oder pflegen Sie Ihren Mann zu Hause?«.

Gute Fragen, dachte ich mir. Natürlich reagiert nicht jede Person auf ein liebevolles »Ich verstehe Sie« trotzdem möchte ich Ihnen gern eine Alternative an die Hand geben. Der Klassiker ist hier »Ich glaube Ihnen«.

- »Ich glaube Ihnen sofort, dass die Situation gerade sehr belastend für Sie ist.«
- »Ich erkenne an, dass…«

»Was?« und »Wie?« statt »Warum?«

- Warum hast du das gemacht?
- Warum hast du das vergessen?

Warum-Fragen sind nicht zielführend. Diese Frageform wird häufig als Vorwurf wahrgenommen. Die Warum-Frage führt das Gegenüber immer in eine Rechtfertigungsposition. Das verhindert ein Gespräch auf Augenhöhe und ist häufig der Beginn eines Konflikts. Folgende Fragen können zur Lösungsfindung beitragen und eine Alternative für die Warum-Frage sein:

- »Was brauchst du, um…?«
- »Was könntest du tun, wenn…?«
- »Wie wollen wir damit umgehen, wenn…?«

»Und gleichzeitig …« statt »Ja aber …«

Das »Ja-aber-Sprachmuster« ist eine Art der Kommunikation, bei der jemand zunächst zustimmt oder Zustimmung signalisiert, dann jedoch eine Einwendung oder Einschränkung vorbringt. Es ist eine Form der Kommunikation, die oft verwendet wird, um eine negative oder ablehnende Haltung zu vermitteln, während gleichzeitig der Eindruck erweckt wird, dass man offen für andere Ideen ist. Das »Ja, aber« können Sie ganz leicht mit einem »Und gleichzeitig« ersetzen.

Übrigens: Wenn Sie sich noch mehr mit dem Thema Wortmedizin beschäftigen möchten, lade ich Sie herzlich zu meiner 30-Tage-Wortmedizin-Challenge ein. Schauen Sie dafür hier vorbei: www.wordseed.de/wortmedizin

Danksagung

Sie halten hier nicht irgendein Buch in den Händen, sondern meinen Lebenstraum, und ich bin unfassbar dankbar, dass dieser in Erfüllung gegangen ist. Ein besonderer Dank geht deshalb an Bettina Brinkmann vom Beltz Verlag. Als ich Deine Mail mit der Zusage für dieses Buch erhalten habe, saß ich in Wien nach einer Schulung in meinem Hotelzimmer und mir liefen die Tränen vor Freude. Bettina, ich danke Dir, dass Du an dieses Buch und das Thema geglaubt hast. Nach vier Jahren der Suche habe ich in Dir einen so liebevollen Menschen gefunden, der mich fachlich und menschlich hervorragend begleitet hat. Ich kann kaum in Worte fassen, wie sehr ich Dich schätze und wie dankbar ich Dir bin. Ich danke allen Unterstützerinnen und Unterstützern beim Beltz Verlag

Manchmal braucht es Menschen, die einem einen kleinen Schubs in die richtige Richtung geben. Kennen Sie das? So ein Mensch ist Dr. Alexander Kugelstadt für mich. 2020 durfte ich ihn für meinen Podcast interviewen. Wir blieben in Kontakt und er fragte mich, ob ich nicht mal ein Buch zum Thema »Gesunde Kommunikation« schreiben wollen würde. Was daraus geworden ist, sehen Sie selbst. Lieber Alex, ich danke Dir so sehr, dass Du mich liebevoll inspiriert hast und sofort bereit warst, das Vorwort für mein Buch zu schreiben. Als ich Deine Zusage per Mail las, war ich zutiefst berührt von Deinen Worten. Danke für Deine Unterstützung. Ich schätze Dich so sehr!

Dieser Weg bis hierher war so aufregend und voller Freude. Diese vielen Freuden sind vor allem dann viel wert, wenn man sie teilen kann. Ich danke meinen liebsten Freundinnen fürs Mitfreuen und Mitfiebern. Danke an Luisa, Franzi, Sabrina und Jacky.

Ich bin zutiefst dankbar, dass ich Euch meine Freundinnen nennen darf.

Ein großer Dank geht natürlich auch an meine Boys! Marvin, Morty und Matzi, Ihr seid die Besten! Kein Wort der Welt kann beschreiben, wie dankbar ich bin, dass es Euch gibt und Ihr mich auf meinem Weg begleitet. Ihr seid mein Ruhepol, meine Inspiration und die beste Bestärkung, die ich mir wünschen kann.

»Fremde sind Freundinnen und Freunde, die man noch nicht kennt.« Kennen Sie diesen Spruch? Das trifft es am besten, wenn ich an die Menschen denke, die meinen Podcast hören, meine Arbeit weiterempfehlen und mir tagtäglich in den sozialen Medien folgen. Ich danke Euch so sehr für Eure Unterstützung, und das teilweise schon über Jahre. Natürlich danke ich an dieser Stelle auch allen Praxen, Teams und Führungspersonen, die ich mit meiner Arbeit begleiten darf. Ihr seid meine absolute Inspiration!

Ich möchte mich natürlich auch bei Ihnen bedanken. Danke, dass Sie dieses Buch gelesen haben und sich damit einem sehr wichtigen Thema widmen. Ich danke Ihnen, dass Sie mir damit Ihre wertvolle Lebenszeit geschenkt haben.

Das Beste kommt bekanntlich zum Schluss. Mutti und Franklin, ich habe Euch unsagbar lieb und danke Euch aus tiefstem Herzen für all das, was Ihr für mich getan habt. Ich danke Euch für Eure liebevolle Unterstützung und dafür, dass Ihr immer an mich geglaubt habt. Ohne Euch wäre ich nicht der Mensch, der ich jetzt bin, und ohne Euch würde ich nicht dort stehen, wo ich stehe! Ich danke Euch so sehr, dass es Euch gibt!

Ein großer Dank geht natürlich auch an meine erweiterte Familie! Olgi, Du bist die Schwester, die ich mir immer gewünscht habe. Christel, Diana und Jacqueline – ich danke Euch für alles!

Es ist so schön, dass es Euch gibt! Glaubt an Euch und Eure Träume.

Quellen und Anmerkungen

Vorwort von Lisa Holtmeier

1. Wirtschaftslexikon Gabler. Zugriff am 26.07.2024 auf: https://wirtschaftslexikon.gabler.de/definition/vuca-11968.

1 Informationsdefizite

1. Disclaimer: Alle Namen und Geschichten wurden erheblich geändert, um die Identität der betroffenen Personen zu schützen und sicherzustellen, dass keine Schlüsse auf sie gezogen werden können.
2. Bundesanstalt für Arbeitsschutz und Arbeitsmedizin: Stressreport Deutschland 2019. Psychische Anforderungen. Ressourcen und Befinden. 2019. S. 9 f. Zugriff am 22.04.2024 auf: https://www.baua.de/DE/Angebote/Publikationen/Berichte/Stressreport-2019.pdf?__blob=publicationFile&v=8.

2 Dunning-Kruger-Effekt und Confirmation Bias

1. AOK: Dunning-Kruger-Effekt – Warum sich Menschen selbst überschätzen. 2024. Zugriff am 22.04.2024 auf: https://www.aok.de/pk/magazin/koerper-psyche/psychologie/der-dunning-kruger-effekt-einfach-erklaert/.
2. Barmer Krankenkasse: Confirmation Bias: Warum der Bestätigungsfehler so gefährlich ist. 2023. Zugriff am 22.04.2024 auf: https://www.barmer.de/gesundheit-verstehen/psyche/psychische-gesundheit/confirmation-bias-1128000.
3. Kappes, Andreas und Harvey, Ann et al.: Confirmation bias in the utilization of others' opinion strength. 2019. Zugriff am 22.04.2024 auf: https://www.nature.com/articles/s41593-019-0549-2.
4. Kaplan, Jonas; Gimbel, Sarah; Harris, Sam: Neural correlates of maintaining one's political beliefs in the face of counterevidence. 2016. Zugriff am 22.04.2024 auf: https://www.nature.com/articles/srep39589.
5. Barmer Krankenkasse: Confirmation Bias: Warum der Bestätigungsfehler so gefährlich ist. 2023. Zugriff am 22.04.2024 auf: https://www.barmer.de/gesundheit-verstehen/psyche/psychische-gesundheit/confirmation-bias-1128000.

3 Negatives Framing

1. Orth, U.;Robins, R. W., & Widaman, K. F.: Life-span development of self-esteem and its effects on important life outcomes. Journal of Personality and Social Psychology, 2012, 102(6), 1271–1288. https://doi.org/10.1037/a0025558.
2. Nussbaum, Cordula: Kopf voll, Hirn leer. Gräfe und Unzer Verlag GmbH: 2023. S. 153.
3. Spektrum.de: Maßnahmen für mehr Selbstmitgefühl. 2019. Zugriff am 22.04.2024 auf: https://www.spektrum.de/news/massnahmen-fuer-mehr-selbstmitgefuehl/1681466.
4. Quarks.de: Selbstmitgefühl. Darum solltest du nett zu dir sein. 2021. Zugriff am 19.08.2024 auf: https://www.quarks.de/gesellschaft/psychologie/darum-solltest-du-nett-zu-dir-sein/.
5. Frentz, Danae M., Tara-Leigh F. McHugh, and Amber D. Mosewich. »Athletes' Experiences of Shifting From Self-Critical toS elf-Compassionate Approaches Within High-Performance Sport«. Journal of Applied Sport Psychology 32, no. 6, 2020: 565–84. doi:10.1080/10413200.2019.1608332.
6. https://www.tarabrach.com/wp-content/uploads/pdf/RAIN%20of%20Self-Compassion%20-%20Deutsche.pdf.

4 Overthinking und Rumination

1. Nussbaum, Cordula: Kopf voll, Hirn leer. Gräfe und Unzer Verlag GmbH: 2023. S. 196 f.
2. Quarks.de: So hörst du auf zu grübeln. 2023. Zugriff am 22.04.2024 auf: https://www.quarks.de/gesellschaft/psychologie/gruebeln-gedanken-ab schalten/.
3. Max-Planck-Institut für Bildungsforschung: Ich denke – also spreche ich? 2012. Zugriff am 22.04.2024 auf: https://www.mpib-berlin.mpg.de/presse meldungen/gruebeln-kennt-jeder.
4. Zhou, Hui Xia et al.: Rumination and the default mode network: Meta-analysis of brain imaging studies and implications for depression. 2020. Zugriff am 22.04.2024 auf: https://www.sciencedirect.com/science/article/pii/S105381191930878X.
5. Kaiser RH, Andrews-Hanna JR, Wager TD, Pizzagalli DA: Large-Scale Network Dysfunction in Major Depressive Disorder: A Meta-analysis of Resting-State Functional Connectivity. 2025. Zugriff am 22.04.2024 auf: https://pubmed.ncbi.nlm.nih.gov/25785575/.
6. Zeit Magazin: Glauben Sie bloß nicht, was Sie nachts denken. 2023. Zugriff am 22.04.2024 auf: https://archive.md/20231031064703/https:/www.zeit.de/zeit-magazin/leben/2023-08/gedanken-nacht-probleme-stress-tipps#section-1605.408-1605.409.
7. Rankin, Lissa: Warum Gedanken stärker sind als Medizin. Penguin Verlag: 2014. S. 48 f.

8. Frankfurter Allgemeine Zeitung: Gefangen in der Grübelschleife 2009. Zugriff am 22.04.2024 auf: https://www.faz.net/aktuell/wissen/leben-gene/rumination-in-der-psychologie-gefangen-in-der-gruebelschleife-1656465.html.
9. Bratman et al.: Nature experience reduces rumination and subgenual prefrontal cortex activation. 2015. Zugriff am 22.04.2024 auf: https://pubmed.ncbi.nlm.nih.gov/26124129/.
10. Digdon, Nancy und Koble, Amy: Effects of Constructive Worry, Imagery Distraction, and Gratitude Interventions on Sleep Quality: A Pilot Trial. 2011. Zugriff am 22.04.2024 auf: https://iaap-journals.onlinelibrary.wiley.com/doi/abs/10.1111/j.1758-0854.2011.01049.x.
11. Murray: Writing to heal. Monitor on Psychology, 33(6). 2002. Zugriff am 22.04.2024 auf: https://www.apa.org/monitor/jun02/writing.

5 Nonpology

1. MDR Wissen: Die Macht der Schuld und die hohe Kunst des Entschuldigens. 2022. Zugriff am 22.04.2024 auf: https://www.mdr.de/wissen/sich-richtig-fuer-fehler-entschuldigen-um-verzeihung-bitten-100.html.
2. Schumann, Karina: An affirmed self and a better apology: The effect of self-affirmation on transgressors' responses to victim. 2014. Zugriff am 22.04.2024 auf: https://www.sciencedirect.com/science/article/abs/pii/S0022103114000638?via%3Dihub.
3. Schumann, K., & Ross, M.: Why Women Apologize More Than Men: Gender Differences in Thresholds for Perceiving Offensive Behavior. Psychological Science, 21(11), 2010, 1649–1655. https://doi.org/10.1177/0956797610384150.
4. Lewicki Roy et al.: An Exploration of the Structure of Effective Apologies. 2016. Zugriff am 22.04.2024 auf: https://onlinelibrary.wiley.com/doi/abs/10.1111/ncmr.12073.
5. Ebd.
6. AOK: Die Kunst des Vergebens: Wie wir verzeihen können, obwohl es oft schwerfällt. 2021. Zugriff am 22.04.2024 auf: https://www.aok.de/pk/magazin/wohlbefinden/achtsamkeit/warum-vergeben-wichtig-ist-und-wie-es-klappt/.
7. Lee YR, Enright RD. A meta-analysis of the association between forgiveness of others and physical health. Psychol Health. 2019. Zugriff am 22.04.2024 auf: https://pubmed.ncbi.nlm.nih.gov/30669877/.
8. https://www.stern.de/gesundheit/psychologie/vergeben--wie-man-lernen-kann--besser-zu-verzeihen-33429588.html

6 Passiv-aggressive Kommunikation

1. Spektrum.de: War doch keine Absicht! 2020. Zugriff am 22.04.2024 auf: https://www.spektrum.de/news/passiv-aggressives-verhalten-erkennen/1804403.
2. Barmer: Passiv-aggressiv: So können Sie die versteckte Wut erkennen und kontern. 2023. Zugriff am 22.04.2024 auf: https://www.barmer.de/gesundheit-verstehen/psyche/psychische-gesundheit/passiv-aggressiv-1131508.
3. AOK: Was ist passiv-aggressives Verhalten? 2023. Zugriff am 22.04.2024 auf: https://www.aok.de/pk/magazin/koerper-psyche/psychologie/was-ist-passiv-aggressives-verhalten/.
4. Sowislo JF, Orth U: Does low self-esteem predict depression and anxiety? A meta-analysis of longitudinal studies. Psychol Bull. 2013. Zugriff am 22.04.2024 auf: https://pubmed.ncbi.nlm.nih.gov/22730921/.

7 Fehlende Wertschätzung

1. NWX.de: Viele Deutsche vermissen Wertschätzung im Job. 2023. Zugriff am 22.04.2024 auf: https://nwx.new-work.se/themenwelten/gesellschaft/job-happiness-studie-2022-von-xing-viele-deutsche-vermissen-wertschatzung-im-job.
2. EY.com: Motivation im Job sinkt auf Tiefstand: Jeder Dritte macht höchstens »Dienst nach Vorschrift«. 2023. Zugriff am 22.04.2024 auf: https://www.ey.com/de_de/news/2023/05/motivation-im-job-sinkt-auf-tiefstand.
3. Stocker, D.; Jacobshagen, N.; Krings, R.; Pfister, I. B. & Semmer, N. K.: Appreciative leadership and employee well-being in everyday working life. In: German Journal of Research in Human Resource Management, Ausgabe 28/2014, S. 73–95.
4. Berndt, Christina: Die Rundum-Gesund-Formel. dtv: 2023. S.1 65.
5. Otto-von-Guericke-Universität: Nicht Ost-West macht den Unterschied. 2020. Zugriff am 22.04.2024 auf: https://www.ovgu.de/Universit%C3%A4t/Im+Portrait/Profilierungsschwerpunkte/Forschung+_+Transfer/PM+01_2020-p-85846.html.
6. Eckstein M, Stößel G, Fungisai Gerchen M et al.: Neural responses to instructed positive couple interaction: an fMRI study on compliment sharing. 2023. Zugriff am 22.04.2024 auf: https://academic.oup.com/scan/article/18/1/nsad005/7059379.
7. Zeit.de: Süchtig nach Anerkennung. 2013. Zugriff am 22.04.2024 auf: https://www.zeit.de/zeit-wissen/2013/04/psychologie-soziale-anerkennung.
8. Geo.de: Studie: Oxytocin lässt uns besonders im Alter zufrieden leben. 2022. Zugriff am 22.04.2024 auf: https://www.geo.de/wissen/gesundheit/oxytocin-hormon-macht-nett-und-zufrieden---menge-nimmt-im-alter-zu-31806828.html.
9. Techniker Krankenkasse: Selbstmitgefühl. Wie Sie lernen, sich selbst zu unterstützen. 2023. Zugriff am 22.04.2024 auf: https://www.tk.de/techniker/

magazin/life-balance/stress-bewaeltigen/selbstmitgefuehl-achtsamkeit-selfcare-2035310.
10. Spektrum.de: Frühkindliche Vernachlässigung verändert Hormonhaushalt. 2005. Zugriff am 22.04.2024 auf: https://www.spektrum.de/news/fruehkindliche-vernachlaessigung-veraendert-hormonhaushalt/794378.
11. Berndt, Christina: Die Rundum-Gesund-Formel. dtv: 2023. S.1 13.
12. Chapman, White: Die 5 Sprachen der Mitarbeitermotivation. Francke-Buch: 2013.
13. Chapman, Rothkirch: Die fünf Sprachen der Liebe - Wie Kommunikation in der Partnerschaft gelingt: 2019.

8 Stonewalling

1. The Gottman Institute: The Four Horsemen: Stonewalling. O. J. Zugriff am 22.04.2024 auf: https://www.gottman.com/blog/the-four-horsemen-stonewalling/.
2. Levenson RW, Gottman JM: Physiological and affective predictors of change in relationship satisfaction. 1985. Zugriff am 22.04.2024 auf: https://pubmed.ncbi.nlm.nih.gov/4020618/.
3. Ebd. (siehe Quelle 1 in diesem Kapitel).

9 Negative Identitätssprachmuster

1. Zeit.de: Warum wir Selbstgespräche führen – und wofür sie gut sind. 2020. Zugriff am 22.04.2024 auf: https://www.zeit.de/zett/2020-05/warum-wir-selbstgespraeche-fuehren-und-wofuer-sie-gut-sind.
2. Puchalska-Wasyl, Małgorzata M.: »Self-Talk: Conversation With Oneself? On the Types of Internal Interlocutors«. The Journal of Psychology 149, no. 5 (2015): 443–60. doi:10.1080/00223980.2014.896772.
3. Brinthaupt TM, Hein MB, Kramer TE.: The self-talk scale: development, factor analysis, and validation. J Pers Assess. 2009 Jan;91(1):82-92. doi:10.1080/00223890802484498. PMID:19085287.
4. Ebd.
5. Moser, J. S., Dougherty, A., Mattson, W. I. et al. Third-person self-talk facilitates emotion regulation without engaging cognitive control: Converging evidence from ERP and fMRI. Sci Rep 7, 4519 (2017). https://doi.org/10.1038/s41598-017-04047-3.
6. Zeit.de: Warum wir Selbstgespräche führen – und wofür sie gut sind. 2020. Zugriff am 22.04.2024 auf: https://www.zeit.de/zett/2020-05/warum-wir-selbstgespraeche-fuehren-und-wofuer-sie-gut-sind.
7. AOK: Negative Gedanken loswerden: So geht's. 2023. Zugriff am 22.04.2024 auf: https://www.aok.de/pk/magazin/koerper-psyche/psychologie/negative-gedanken-loswerden-tipps-vom-experten/.
8. Spektrum.de: Akzeptieren heißt nicht aufgeben. 2020. Zugriff am 22.04.2024

auf: https://www.spektrum.de/rezension/buchkritik-zu-kurswechsel-im-kopf/1798358.
9. Byron Katie. Anleitung zu The Work. The Work, März 2019, https://thework.com/wp-content/uploads/2019/03/AnleitungzuTheWork.pdf.

10 Aufopfernde Sprache und People Pleasing

1. Frontiers in Human Neuroscience. 2016. Zugriff am 19.08.2024 auf: https://doi.org/10.3389/fnhum.2015.00718.

11 Vorwürfe

1. Parship: Zoffen, streiten, zanken – so fliegen bei Paaren in Deutschland die Fetzen. 2021. Zugriff am 22.04.2024 auf: https://www.parship.de/studien/zoffen-streiten-zanken-so-fliegen-bei-paaren-in-deutschland-die-fetzen/.
2. Elitepartner: Die Top-Trennungsgründe: Affären, schlechte Kommunikation und fehlender Freiraum. 2023. Zugriff am 22.04.2024 auf: https://www.elitepartner.de/studien/trennungsgruende/.
3. Max-Planck-Institut für Bildungsforschung: Ein Spaziergang fürs Gehirn. 2021. Zugriff am 22.04.2024 auf: https://www.mpib-berlin.mpg.de/pressemeldungen/ein-spaziergang-fuers-gehirn.
4. Saint-Maurice PF, Troiano RP, Bassett DR, et al. Association of Daily Step Count and Step Intensity With Mortality Among US Adults. JAMA. 2020; 323(12):1151–1160. doi:10.1001/jama.2020.1382.
5. Kast, Bas: Kompass für die Seele. C. Bertelsmann: 2023. S. 65 f.

12 Kommunikative Stresssituationen

1. Techniker Krankenkasse: Bluthochdruck. 2024. Zugriff am 22.04.2024 auf: https://www.tk.de/techniker/gesundheit-und-medizin/behandlungen-und-medizin/herz-kreislauf-erkrankungen/bluthochdruck-2015754.
2. DBT Tools: FAST Strategie. Zugriff am 28.07.2024 auf: https://dbt.tools/interpersonal_effectiveness/fast.php.

13 Lästern und Venting

1. National Geographic: Der Watercooler-Effekt: Warum Lästern gut ist. 2023. Zugriff am 23.04.2024 auf: https://www.nationalgeographic.de/wissenschaft/2023/02/der-watercooler-effekt-warum-laestern-gut-ist.
2. Farley, S. D.: Is gossip power? The inverse relationships between gossip, power, and likability. 2011. European Journal of Social Psychology, 41, 574–579.
3. Universität Würzburg: Mobbing am Arbeitsplatz. O. J. Zugriff am 23.04.2024 auf: https://www.uni-wuerzburg.de/verwaltung/agtu/aufgaben/arbeitsschutz-und-unfallverhuetung/sonstige-themen/mobbing-am-arbeitsplatz/.
4. Verkuil B, Atasayi S, Molendijk ML: Workplace Bullying and Mental Health:

A Meta-Analysis on Cross-Sectional and Longitudinal Data. 2025. Zugriff am 23.04.2024 auf: https://www.ncbi.nlm.nih.gov/pmc/articles/PMC4549296/.
5. Robert-Koch-Institut: Mobbing und Cybermobbing bei Kindern und Jugendlichen in Deutschland. 2020. Zugriff am 23.04.2024 auf: https://www.rki.de/DE/Content/Gesundheitsmonitoring/Gesundheitsberichterstattung/GBEDownloadsJ/Focus/JoHM_03_2020_HBSC_Mobbing.pdf?__blob=publicationFile.
6. Hess, Markus et al.: Intervention und Therapie für Täter und Opfer von Schulbullying: Ein systematisches Review. 2017. Zugriff am 23.04.2024 auf: https://doi.org/10.13109/prkk.2017.66.10.740.
7. Spektrum.de: Mobbing und wie es uns krank macht. 2019. Zugriff am 23.04.2024 auf: https://www.spektrum.de/wissen/mobbing-verursacht-depressionen-und-angststoerungen/1633952.

14 Gaslighting

1. Pressekonferenz im Weißen Haus am 13. Februar 2017.
2. Ebd.
3. AOK: So erkennen Sie emotionalen Missbrauch durch Gaslighting. 2023. Zugriff am 23.04.2024 auf: https://www.aok.de/pk/magazin/koerper-psyche/psychologie/was-gaslighting-fuer-betroffene-bedeutet/.
4. Freie Universität Berlin: Diskriminierung im Gesundheitssektor. 2022. Zugriff am 23.04.2024 auf: https://blogs.fu-berlin.de/abv-gender-diversity/2022/11/01/diskriminierung-im-gesundheitssektor/.
5. Barmer: Gaslighting – so erkennt man die gezielte Manipulation. 2023. Zugriff am 23.04.2024 auf: https://www.barmer.de/gesundheit-verstehen/psyche/psychische-gesundheit/gaslighting-1072304.
6. AOK: Gaslighting. O. J. Zugriff am 23.04.2024 auf: https://www.deine-gesundheitswelt.de/balance-ernaehrung/gaslighting.
7. Bayerisches Staatsministerium: Gewalt loswerden. Psychische Gewalt. O. J. Zugriff am 23.04.2024 auf: https://bayern-gegen-gewalt.de/gewalt-infos-und-einblicke/formen-von-gewalt/psychische-gewalt/.
8. Bundesgesundheitsblatt: Psychische und körperliche Gewalterfahrungen in den vergangenen 12 Monaten in der Allgemeinbevölkerung. 2015. Zugriff am 23.04.2024 auf: https://www.bzaek.de/fileadmin/PDFs/za/Praev/H%C3%A4usliche_Gewalt/Gewalterfahrung_12Monatspr%C3%A4v_DEGS1_BundesgesBl01_2016.pdf.
9. Spiegel: Psychische Gewalt so verheerend wie körperliche Folter. 2007. Zugriff am 23.04.2024 auf: https://www.spiegel.de/wissenschaft/mensch/studie-psychische-gewalt-so-verheerend-wie-koerperliche-folter-a-470220.html.

15 Toxische Positivität

1. Bastian, B., Kuppens, P., Hornsey, M.J., Park, J., Koval, P., & Uchida, Y. (2012). Feeling bad about being sad: The role of social expectancies in amplifying negative mood. Emotion, 12(1), 69–80. https://doi.org/10.1037/a0024755.
2. Neumann, W.; Lentz-Becker, A.; Claßen, G.: Prävention stressbedingter Depressionen. Selbststeuerung und Ressourcenentwicklung. 2012.

16 Übergriffige Kommunikation

1. Zeit: Mahlzeit. 2012. Zugriff am 23.04.2024 auf: https://www.zeit.de/zeit-wissen/2012/05/Ernaehrung-Besser-Essen-Psychologie/seite-4.
2. T3n: Studie: Weshalb du deinen Kollegen nicht ungefragt Hilfe anbieten solltest. 2018. Zugriff am 23.04.2024 auf: https://t3n.de/news/studie-weshalb-du-deinen-kollegen-nicht-ungefragt-hilfe-anbieten-solltest-1120278/.
3. Eskreis-Winkler L, Fishbach A, Duckworth AL. Dear Abby: Should I Give Advice or Receive It? Psychol Sci. 2018 Nov;29(11):1797-1806. doi:10.1177/0956797618795472.
4. Feng, B.: When Should Advice Be Given? Assessing the Role of Sequential Placement of Advice in Supportive Interactions in Two Cultures. 2024. Communication Research, 41(7), 913–934. https://doi.org/10.1177/0093650212456203.
5. Samter, Wendy, and Erina L. MacGeorge: Coding Comforting Behavior for Verbal Person Centeredness. In: Researching Interactive Communication Behavior: A Sourcebook of Methods and Measures, 107-28. Thousand Oaks, CA: SAGE Publications, Inc, 2017. https://doi.org/10.4135/9781506349169.

17 Unsichere Kommunikation und sich selbst kleinreden

1. Vedhara K, Gill S, Eldesouky L, Campbell BK, Arevalo JM, Ma J, Cole SW.: Personality and gene expression: Do individual differences exist in the leukocyte transcriptome? Psychoneuroendocrinology. 2015 Feb;52:72–82. doi:10.1016/j.psyneuen.2014.10.028.
2. Campos, Daniel: Meditation and happiness: Mindfulness and self-compassion may mediate the meditation–happiness relationship. 2016. Zugriff am 23.04.2024 auf: https://www.sciencedirect.com/science/article/abs/pii/S0191886915005450.
3. Körner, R., Röseler, L., Schütz, A., & Bushman, B.J.: Dominance and prestige: Meta-analytic review of experimentally induced body position effects on behavioral, self-report, and physiological dependent variables. Psychological Bulletin. 2022. 148(1-2), 67–85. https://doi.org/10.1037/bul0000356.
4. Zamani Sani SH. et al.: Physical activity and self-esteem: testing direct and indirect relationships associated with psychological and physical mecha-

nisms. Neuropsychiatr Dis Treat. 2016.12;12:2617-2625. doi:10.2147/NDT. S116811.

19 Zyklusorientierte Kommunikation

1. Max-Planck-Institut: Der hormonelle Zyklus des Gehirns. 2023. Zugriff am 23.04.2024 auf: https://www.cbs.mpg.de/2183557/20231013.
2. Spektrum.de: Gute Tage, schlechte Tage. 2022. Zugriff am 23.04.2024 auf: https://www.spektrum.de/magazin/menstruationszyklus-woher-kommen-die-stimmungsschwankungen/2071353.

20 Kränkung und sprachliche Gewalt

1. Kross, Ethan und Berman, Marc et al.: Social rejection shares somatosensory representations with physical pain. 2011. Zugriff am 22.04.2024 auf: https://doi.org/10.1073/pnas.1102693108.
2. ndr.de: Broken Heart: Wenn die Seele das Herz lähmt. 2019. Zugriff am 22.04.2024 auf: https://www.ndr.de/ratgeber/gesundheit/Broken-Heart-Syndrom-Symptome-wie-Infarkt,gebrochenesherz103.html.
3. DeWall, Nathan und MacDonald, Geoff et al.: Acetaminophen Reduces Social Pain: Behavioral and Neural Evidence. 2010. Zugriff am 22.04.2024 auf: https://pubmed.ncbi.nlm.nih.gov/20548058.
4. Krämer, Sybille: Gewalt der Sprache. Sprache der Gewalt. 2005. S. 4. Zugriff am 22.04.2024 auf: https://www.bmfsfj.de/resource/blob/93966/06e12f8ed3e66c8265a13f833916e5a2/gewalt-der-sprache-sprache-der-gewalt-data.pdf.
5. UNICEF: Niemals Gewalt gegen Kinder!. O.J. Zugriff am 22.04.2024 auf: https://www.unicef.de/informieren/aktuelles/gewalt-gegen-kinder-beenden.
6. Schlensog-Schuster, Franziska und Keil, Jan et al.: From Maltreatment to Psychiatric Disorders in Childhood and Adolescence: The Relevance of Emotional Maltreatment. 2022. Zugriff am 22.04.2024 auf: https://journals.sagepub.com/doi/10.1177/10775595221134248.
7. Afari, Niloofar und Ahumada, Sandra et al.: Psychological Trauma and Functional Somatic Syndromes. A Systematic Review and Meta-Analysis. 2014. Zugriff am 22.04.2024 auf: https://journals.lww.com/psychosomaticmedicine/abstract/2014/01000/psychological_trauma_and_functional_somatic.2.aspx.
8. Spektrum.de: Beleidigungen fühlen sich an wie eine Ohrfeige. 2022. Zugriff am 22.04.2024 auf: https://www.spektrum.de/news/eine-beleidigung-fuehlt-sich-an-wie-eine-ohrfeige/2054010.